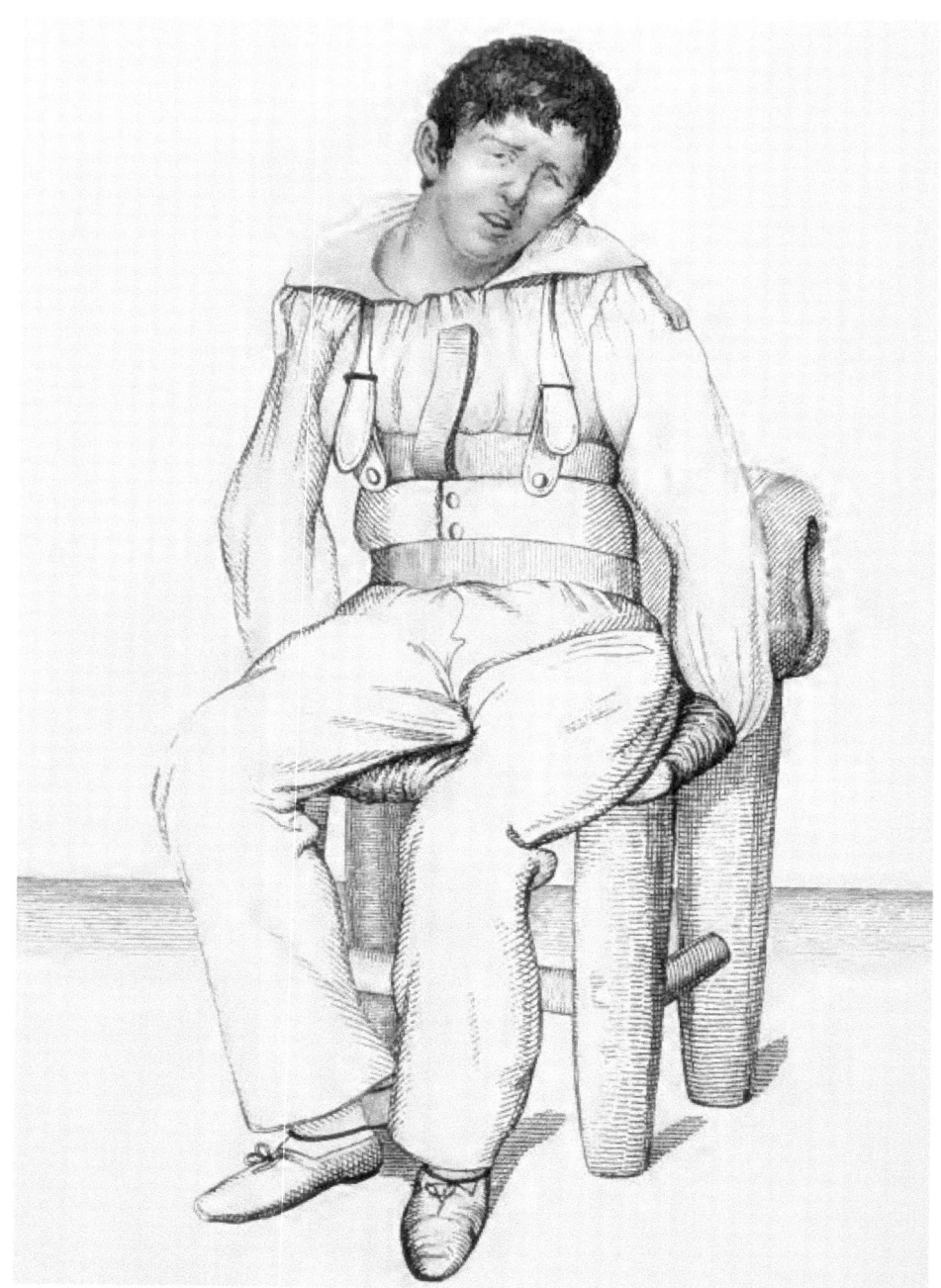

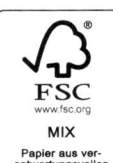

Jakob Landolt

Die Verrückten

Irrsinn in der Geschichte

Vorpsychiatrische Zeit

Band 5

Autor: © 2022 Jakob Landolt

Einband: Jakob Landolt

Foto: Aus: Esquirol, Des maladies mentales, 1838
                                 Gezeichnet von: Ambroise Tardieu

Herstellung und Verlag: BoD – Books on Demand,
                                 Norderstedt

                                 www.bod.ch

Printed: Germany

Bibliografische Information der Deutschen Nationalbibliothek
Die Deutsche Nationalbibliothek verzeichnet diese Publikation in der Deutschen
Nationalbibliografie; detaillierte bibliografische Daten sind im Internet über
http://dnb.d-nb.de abrufbar.

ISBN   978-3-7557-7942-1

                                 Dieses Buch erscheint auch als E-Book

Inhaltsverzeichnis:

Band 5: Vorpsychiatrische Zeit

Thomas Willis 1621-1675   2
Thomas Sydenham 1624-1689   9
John Locke 1632-1704   14
Georg Ernst Stahl 1659-1734   20
Georg Cheyne 1671-1743   36
Bedlam und William Battie 1703-1776   44
Die Behandlungsmethoden der Verwahranstalten
William Cullen 1710-1790 (Albrecht von Haller 1708-1777)   64
Robert Whytt 1714-1766   70
William Tuke 1732-1822   73
Franz Anton Mesmer oder der animalische Magnetismus 1734-1815   82
John Brown 1735-1788   122

Ausblick auf Band 6

Literatur und Quellen

Einführung Band 5.

Beschrieben wird eine quasi noch ‚vorpsychiatrische' Zeit: Willis, Locke, Stahl und Cheyne.

Vermutlich erstmals mit William Battie wurden die unmenschlichen Bedingungen in einer sehr frühen Psychiatrischen Klinik in England – Bedlam – beschrieben und auch politisch beantwortet. Mit Batties Bedlam gehen wir näher ein auf die damaligen, teils grausamen Behandlungsmethoden dieser allerersten Verwahr-anstalten, die der Ausgrenzung der Irren und von anderen ‚Subjekten' aus der Gesellschaft dienten.

Es folgen Beschreibungen weiterer Persönlichkeiten: Cullen, Whytt, Tuke, Mesmer und Brown.

Ab etwa der vorletzten Jahrhundertwende (1800) erwachte die Psychiatrie und wurde allmählich zu einer eigenständigen medizinischen Disziplin. Dieser von den anderen Wissenschaften sich entwickelnde Medizinzweig wirkte lange Zeit ab-geschlagen und ausgegrenzt. Es drohte ihm das Dasein eines nicht anerkannten (medizinischen) Forschungszweiges. Man unterschied bald in Verwahrpsychiatrie und Universitätspsychiatrie.

Vorpsychiatrische Zeit

Thomas Willis

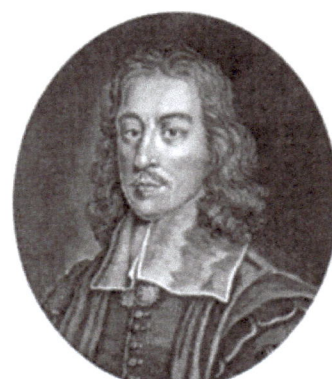

Etwa in der Mitte des 17. Jahrhunderts erfrechten sich immer mehr Ärzte und Wissenschaftler, die humoralpathologische Säftelehre des Galen wie auch vereinzelte Ideen des Hippokrates - die mit dem herrschenden Christusglauben im Einklag standen - in einen Glaubenszweifel zu ziehen.

Das war für die damalige Epoche jedoch keineswegs neu, denn solche Zweifel hatten lange vor ihnen auch andere geäussert (etwa Paracelsus um 1530). Aber die Zeit war nun reif für den Aufstand gegen den Klerus, gegen die (von ihm abhängige) Volksmeinung und gegen die total überkommenen alten Medizinkonzeptionen des Mittelalters und der beginnenden Neuzeit.

Viele aufständische Forscherpersönlichkeiten, Mediziner, Physiker, Astronomen und Philosophen, wurden jedoch teils hart von der Kirche und von zivilen Gerichten gemassregelt und in die Schranken gewiesen. Einige mussten unter Todesdrohungen von ihren Meinungen und Überzeugungen, von ihrem ‚Irrtum' abschwören (Galileo Galilei) und sich erneut zum christlichen Glauben bekennen, wollten sie nicht exekutiert, auf dem Scheiterhaufen verbrannt, geköpft oder einer peinlichen Befragung in der Folterkammer unterzogen werden. So sehr versuchte man, diese modernen Denker zurückzubinden und wieder unter Gottes einengende Obhut zu stellen.

Es war wirklich in erster Linie der christliche Glaube der katholische Kirche, der den Fortschritt und die Moderne be- oder ganz verhindern wollte. Man spürte wohl instinktiv, dass alttestamentarischer Glaube, aber auch die neutestamentliche

Jesusfrömmigkeit an Einfluss verlieren würde, wenn christliche Gemeinschaften wissenschaftliche Fortschritte machen würden. Ihr Gespür betrog sie nicht. Aber man hatte die Rechnung ohne die bravouröse Lehrtätigkeit der Jesuiten gemacht, die viele junge Männer für Neues und für die Wissenschaft begeistern konnten.

Als nun um 1650 herum der Hexen- und Teufelsglaube von Kirche und Volk bei den wissenschaftsorientierten Eliten immer schlechter ankam, war es ein beginnendes Besinnen, das Verbrennen von Hexen und Wahnsinnigen für unsinnig und als gegen das Göttliche gerichtet zu erklären. Bis jedoch das endgültige Aus für diese menschenverachtenden Machenschaften (Verurteilungen wegen Hexerei, Teufelspakt und dadurch Bestrafung mit Wahnsinn, Inquisition, Verbrennungen, Köpfen) eintrat, benötigte die Menschheit nochmals rund einhundert Jahre. Althergebrachte Verwurzelungen von Glaubensinhalten (auch politische) waren so schnell nicht aus den Volksgemeinschaften auszureissen und sie sind es noch heute nicht.

Zu dieser Zeit glaubte man auch nicht mehr so stark an den Einfluss der Gestirne und von Planetenkonstellationen, die Einfluss auf den menschlichen Organismus haben und ursächlich für eine Manie oder Depression verantwortlich sein sollten. Sondern man wurde immer überzeugter, dass die Manie wie die Melancholie im Körper des betroffenen Menschen entstanden sein musste. Ein Einfluss der Gestirne auf das Schicksal und auf den Charakter eines Menschen, inkludierend auch auf die Seele oder Psyche, wurde nun immer stärker bezweifelt. Die Ursache von Wahnsinn ortete man innerhalb der organischen Natur. Die astrologische resp. astronomische Ursachenzuschreibung erhielt eine immer schwächere Gewichtigkeit.

Aber das Sezieren von Menschen stand nach wie vor vielerorts unter schwerster Strafe der klerikalen wie der weltlichen Gerichte und wehe, man liess sich dabei erwischen. Paracelsus und viele weitere Alchemisten und Gelehrte lebten bereits vor einhundert Jahren recht gefährlich, griffen Galen'sche Ideen und Axiome trotzdem teils frontal an und wagten sich auch unter Todesstrafe, wie ein Leonardo da Vinci, an menschliche Leichen, die sie aus lauter Neugierde heimlich sezierten.

Auch die Zeit Thomas Willis kannte noch immer genug Ärzte, die der Humorallehre sehr überzeugt anhingen und bei Hunderten von Krankheiten noch immer ein Übermass an schwarzer Galle diagnostizierten und therapeutisch zum Aderlass (Blutegel) rieten.

Aber Willis hatte ‚Glück', ein Bürgerkrieg wütete zwischen den Royalisten (König Karl I.) einerseits und Anhängern des englischen Parlamentes andererseits (1642-1649). Willis schloss sich den Royalisten an, musste aber sein bis anhin 5 Jahre dauerndes Arztstudium zwischenzeitlich wegen diesen politischen Unstimmigkeiten unterbrechen, was sich nach dem Krieg aber eben als Glücksfall für ihn darstellte.

Er hatte sich vor dem Krieg bereits 1637 am Christ Church College in Oxford eingeschrieben, wobei diese Lehranstalt bisher einen eher konservativen und traditionsbewussten Ruf innehatte. Man studierte bisher noch immer Hippokrates und Galen. Als jedoch Willis mit dem Studium begann, rief man just zu dieser Zeit einen neuen, progressiveren Lehrplan für Medizin ins Leben. Hin und wieder standen nun, zu Willis Glück, auch Leichensektionen auf dem Tagesprogramm, denen er mit grossem wissenschaftlichen Eifer beiwohnte.

Während des Krieges befreundete er sich unter anderen auch mit William Harvey (1578-1657) an, dem Entdecker des Blutkreislaufes. Harvey vertrat den experimentellen Anatomen. Er knüpfte Kontakte zu weiteren Forscherpersönlichkeiten, beispielsweise zum Chemiker Robert Boyle (1627-1692).

Nach dem Krieg fand Willis dann grosse Unterstützung in König Karl I. Er wurde für seine Loyalität dem Königshaus gegenüber als ausgebildeter Arzt anerkannt und durfte eine Praxis eröffnen. In Oxford schloss er sich weiteren modern denkenden Wissenschaftskollegen an und begann seine Forschertätigkeit mittels moderner, experimenteller Methoden.

Grössen wie Franzis Bacon (1561-1626), Galileo Galilei (1564-1624), Thomas Hobbes (1588-1679) und René Descartes (1595-1650) waren ihm sicherlich nicht unbekannt. Zudem war er Zeitgenosse von John Locke (1632-1704) und Thomas Sydenham (1624-1689).

Willis liess sich beeinflussen vom neu entstandenen **mechanistischen Weltbild** (Weltanschauung) eines **René Descartes**, dessen These darin bestand, dass nur Materie existiere und somit der menschliche Geist oder Wille nicht erklärbar sei in Bezug auf Immaterielles (religiöses!) sondern eben nur auf Materielles.

Kartesianistisches Medizinkonzept
Mechanistische Theorie, die alle Vorgänge des menschlichen Körpers vorrangig auf physikalisch-mechanistische Prinzipien zurückführt.
Maschinentheorie des Lebendigen.

Und diese Materie galt es von den Menschen zu erforschen, weil der Mensch gemäss Genesis 1,27 ein Ebenbild Gottes war. Menschen hatten sich demnach die

Erde (Natur) zum Untertan zu machen. Somit wurde theologisch begründet, warum der Mensch eine Verfügungsgewalt gegenüber der Natur habe und sezieren dürfe. Das Verbot der Sektion durch die Kirche wurde sozusagen aus diesen Überlegungen heraus aufgehoben, die Kirche wurde mit ihren eigenen Glaubenssätzen geschlagen.

Jede Leichenöffnung konnte nun auf diese ‚mechanistische' Art begründet werden. Alle Materie, auch der menschliche Körper, wollte erforscht und verstanden werden. Die Zeit der wissenschaftlichen Rationalität, resp. das mechanistische Weltbild brach an. Man sezierte nun auch Gehirne und suchte darin Verbindungen zum menschlichen Geist, zum Verstand und zur Psyche.

15 Jahre nach dem Ende des Bürgerkrieges veröffentlichte **Thomas Willis** 1664 sein bahnbrechendes Werk ‚**Cerebri anatome**', worin er, bebildert, das Gehirn und spezielle die Nerven des Menschen detailliert beschrieb. Somit galt Willis als der **Begründer der Neurologie**, indem er diesen Begriff auch gleich prägte.

Willis begründete damit auch die Neurosenforschung, die bald mit George Cheyne (1641-1743), William Cullen (1710-1790) und Robert Whytt (1714-1766) fortgeführt wurde.

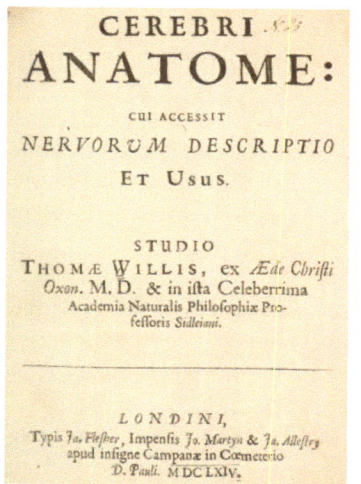

René Descartes hatte den menschlichen Geist mit der körperlosen Seele gleichgesetzt. Die Seele verlieh dem Menschen das Bewusstsein, die sittliche Verantwortung und die Unsterblichkeit. Sie war immateriell. Man konnte sie weder erkennen, noch konnte man sie lokalisieren. Aber man vermutete ihren Sitz damals in der **Zirbeldrüse** (Epiphyse), also inmitten des Gehirns.

Thomas Willis verwarf jedoch die Zirbeldrüsentheorie des Descartes und lokalisierte seinerseits die **Seele** in der **medulla oblongata**.

Die Idee des Descartes, dass der menschliche Geist als solcher niemals krank werden konnte, war sehr interessant. Gemäss Descartes aber auch gemäss Newton war die Seele per Definition als solche nämlich unverwundbar und daher führten sie den Wahnsinn sowie alle psychischen Krankheiten nicht auf eine Krankheit der Seele zurück, sondern auf entsprechende körperliche (Nerven)-

Läsionen. **Der Körper (das Materielle) war krank, nicht die Seele**. Wahnsinn war ein Leiden, eine Krankheit des Körpers. Die körperliche Krankheit jedoch drückte sich via Seele (Psyche) aus.

Noch heute werden gegen Geisteskrankheiten Medikamente eingesetzt, die nur auf den Körper einwirken, etwa auf die Hormonproduktion oder auf Stoffwechselvorgänge des Gehirns und des Nervensystem und wirken somit nur indirekt auf den Geist resp. die Psyche (auf Seelisches) des Menschen. Die Seele (Psyche) und der Körper bilden zwar eine Dualität, bleiben trotzdem in einer unzertrennlichen Ganzheit resp. Einheit.

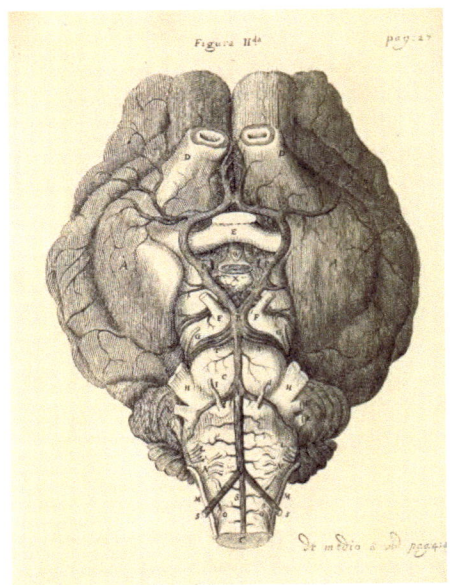

Anders klingt die Wirkungsweise an, wenn man sich nicht das medikamentöse, sondern das psychotherapeutische Geschehen vor Augen führt. Es kommuniziert resp. interagiert rein auf der seelischen oder psychischen Ebene zwischen zwei Menschen - zwischen Therapeut und Patient - wobei sie sich gegenseitig beeinflussen. Dieses ‚immaterielle' Wirkungsverfahren zeigt trotzdem nachweisbare körperliche, biologische und hormonelle Veränderungen, die nur durch sprachliche Interventionen, durch Suggestion oder durch manuelle Berührungen entstehen!

Aus: Thomas Willis, cerebri anatome, 1664
https://archive.org/

Die Interventionen der Therapeuten wirken also sowohl vom Körper auf die Psyche, wie auch umgekehrt. Es existiert eine Einheit/Verbindung zwischen Soma und Psyche. Dies mochten Willis, wie auch ein Descartes bereits damals erkannt haben, als sie in der Zirbeldrüse resp. in der medulla oblongata den Sitz der Seele verordneten.

Hier ist anzumerken, dass jeder weitere wissenschaftliche Diskurs nur dann sinnvoll und zielführend sein kann, wenn endlich und abschliessend in einer breiten Übereinstimmung definiert werden kann, was Seele und Psyche denn eigentlich sei oder zu sein hat. Je schwammiger die Seelenbegriffe sind, mit denen wir

,psychotherapeutisch' arbeiten und psychologisch operieren, desto unklarer sind die Resultate jedes Diskurses.

Die Axiome jeder Psychiatrie oder Psychologie müssen als fest, allgemeingültig und als unveränderbar anerkannt sein, ansonsten haben Diskussionen wenig Sinn. Allzu leicht könnte man sich die Frage stellen, von was genau wir eigentlich reden, wenn wir von Psychischem reden.

Willis versuchte die verschiedenen geistigen Funktionen bestimmten Bereichen des menschlichen Gehirns zuzuordnen. Damit schuf er ein neues Medizinkonzept, welches dem bisherigen humoralpathologischen Medizinkonzept gegenüber stand und es ablöste.

Thomas Willis entdeckte den nach ihm benannten **Arterienring**, den **Circulus arteriosus cerebri**, der die Blutversorgung des Gehirns sicherstellte. Auch beschrieb er das Syndrom des Restless-Legs, das Syndrom der unruhigen Beine. Ebenso beschrieb er als erster die Krankheit **Myasthenia gravis**, die **Muskelschwäche**.

Was nicht so bekannt ist, sind verschiedene Verdienste Willis bei der Beobachtung des Schwachsinnes, der Epilepsie und der schizoaffektiven Verstimmungen. Willis war überzeugt davon, dass die Hysterie keine Erkrankung der Gebärmutter sei, sondern eine Gehirnkrankheit. Aus vielen humoralchemischen Erklärungen psychischer Krankheiten vergangener Kapazitäten wurden mit Willis nun funktionelle Krankheiten, bei denen im Hirn keine materiellen Schädigungen sichtbar waren.

Auch die heute noch gültige Nummerierung der Hirnnerven führte auf Willis zurück. Auch beschrieb er das Corpus striatum (Streifenhügel), den Thalamus opticus (Sehhügel), den Pons (Brücke, Querwulst) sowie das Corpus mamillare (Mamillarkörper).

Eine Art psychologisches Konzept entwickelte Willis in Bezug auf den ,**spiritus animalis**', also den **menschlichen Geist**, der bereits von Descartes beschreiben wurde. In vielem folgte Willis jedoch eher **Vesalius** als Descartes. In seiner Vorstellung war dieser spiritus animalis eine Art feiner Wind oder auch eine besonders aktive Flamme, die durch feine Nervenschläuche weitergeleitet wurde. Die Cerebrospinalflüssigkeit war für ihn das Vehikel.

Dieser spiritus animalis entstand nach ihm in der Grosshirnrinde und zog sich nach getaner Arbeit wieder dorthin zurück. Er entdeckte auch im Hirn eine Art von

Kreislauf (analog dem Blutkreislauf), jedoch kam dieser ohne Muskelpumpe des Herzens aus. Beim Rückzug legte der spiritus animalis alle gewonnenen Sinneseindrücke in verschiedene Hirnfächer ab und speicherte sie dort: wobei Willis nun der Grosshirnrinde den Sitz des Gedächtnisses zuordnete, wo dies bislang im dritten Ventrikel verordnet worden war.

Willis fiel auf, dass der Menschen im Vergleich zu Tieren eine auffällig grosse Grosshirnrinde hatte und ordnete ihr daher viele neue Funktionen zu, wie etwa das Gedächtnis. Vieles deutete Willis nun um, auch wenn nicht alles richtig war. So übernahm er Begriffe wie Wahrnehmung, Vernunft und Gedächtnis, verteilte sie jedoch im Hirn um, nicht mehr wie seine Vorgänger von vorne nach hinten, sondern von oben nach unten. Die Vorstellungskraft etwa verordnete er ins Gebiet der der weissen Hirnsubstanz. Das Zentrum jeder geistigen Substanz verlegte Willis in die Hirnmitte.

Willis prägte, wie erwähnt, den Begriff der Neurologie und betrachtete nicht als solcher, sondern quasi als ‚Psychiater' viele Geisteskrankheiten als organische Krankheiten des Gehirns. Daher gehörten die Geisteskranken nach Willis in die Hände von Ärzten und nicht in die von Priestern.

Bald folgte sein zweites und weitere Werke, welches sich erneut um Neurologie handelte.

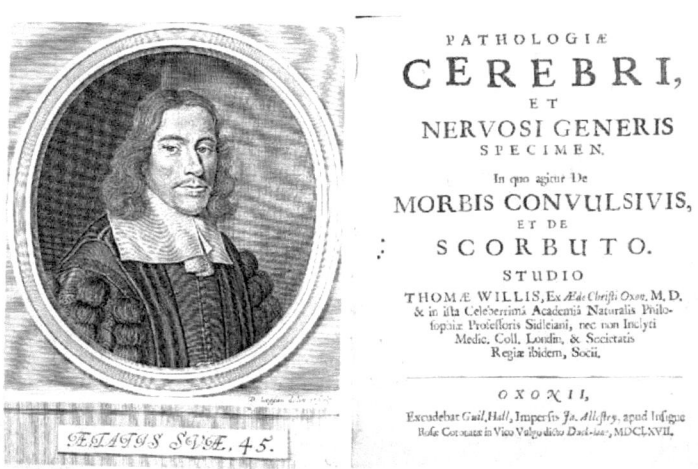

Bild : Pathologiae Cerebri et Nervosi Generis Specimen, 1667

Thomas Sydenham

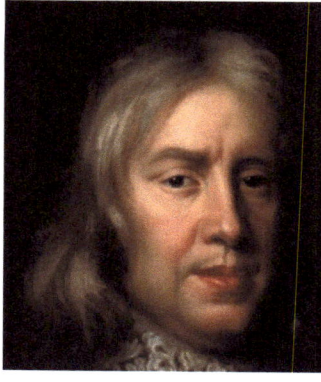

Thomas Sydenham
Fotoherkunft: wikipedia, Mary Beale (1689)

Arztstudium in Oxford, Begründer der empirisch-klinischen Medizin. Früher Nosologe. Erforscher von Infektionskrankheiten.
Beschreibung der Chorea minor. Befasste sich auch mit neurologischen und psychiatrischen Krankheiten, Epilepsie und Hysterie.
Sein berühmter Assistent war John Locke (Arzt, Phil.)

Geboren: 10. September 1624, Wynford Eagle, England
Gestorben: 29. Dezember 1689, London, England

Aus: Wikipedia

Thomas Sydenham diente bereits als 18-Jähriger (1642) im siegreichen Heer des Britischen Parlamentes unter **Oliver Cromwell**, wie auch sein Vater und seine Brüder und war somit ein Gegner **König Karls I.**, auf dessen Seite damals Thomas Willis kämpfte. 1645 bis 1648 absolvierte er ein kurzes Medizinstudium und wegen der Kriegswirren erhielt er bereits nach kurzer Zeit den Grad eines Bachelor of Medicine, ähnlich wie bei Willis. 1651 folgte er einem neuerlichen Ruf Cromwells auf das Schlachtfeld und betätigte sich dort als praktischer Wundarzt. Ab 1659 wird ihm ein Studium in Montpellier nachgesagt, aber das bleibt fraglich.

Nach dem Krieg eröffnete er eine Praxis in London im Stadtteil Westminster und bewies sich auch dort vor allem als guter Praktiker, der viel auf die persönliche Erfahrung setzte und ungern nur ein theoretisch gut ausgebildeter Gelehrtenarzt war. Ein eifriger Student war er deshalb vermutlich nie gewesen, dafür ein unorthodoxer Rebell. Die damalige Medizinausbildung war desolat, jedoch im Umbruch begriffen und zudem gab es keinen Unterricht in klinischer Medizin.

Von vielen Ausbildungsteilen distanzierte er sich inhaltlich und traute mehr seinen eigenen Beobachtungen am Patienten als an den damaligen medizinischen Theorien der von Galen beeinflussten Lehrbücher. Damit war er also keineswegs ein Stubengelehrter, sondern vielmehr ein autodidaktischer Kliniker, der durch die Praxis (empirisch, aus Erfahrung und Beobachtung) lernte.

Sydenham war davon überzeugt, dass die Natur imstande war sich selbst zu heilen und zu therapieren (Vertrauen auf Selbstheilungskräfte). In diesem Sinne dachte er wie ein Hippokratiker und förderte hippokratisches Wissen. Oft empfahl er ein abwartendes und beobachtendes Vorgehen. Sein Vorbild war daher wirklich auch Hippokrates, aber auch der **Empirismus** des kürzlich verstorbene Philosophen

Francis Bacon, also die Erfahrung als Erkenntnisquelle! Seine eher skeptische und empirische Grundhaltung als Arzt und Mensch zusammen mit seinem auf Erfahrung aufgebauten Wissen, seine vorurteilsfreie Denkweise erwiesen sich nun als sehr segensreich für die Entwicklung der Medizin in dieser Zeit.

Heute gilt Sydenham als einer der Begründer der klinischen Medizin, quasi mit einer nosologischen Grundhaltung. Es ging ihm um eine möglichst systematische Beschreibung von Krankheiten. Sein Wirken war vielfältig. Von ihm sind folgende Werke und Arbeiten bekannt:

- Klassische Beschreibung und Unterscheidung der Podagra (Gicht) vom Rheumatismus (1683). An der Gicht litt er selber sein Leben lang.

Sydenham war selbst stark Nierenkrank und litt an Blutharn und an schmerzhaften Gichtattacken. Er musste zur Kur, therapierte sich aber selber mit Litern von leichtem Bier, damit die ‚scharfen und heissen Säfte in den Nieren gekühlt und verdünnt würden‘, die den Nierenstein verursacht hatten.

Der **Tractatus de Podagra et Hydrope** aus dem Jahre 1683, eine Abhandlung über die Gicht und die Wassersucht gehörte zu den Klassikern der Medizinliteratur. Darin beschrieb er seine Theorien zur Ursache der Gicht und ihren Behandlungen, einschliesslich Ausführungen zu nützlichen Diäten.

- Benennung und Beschreibung der Chorea Sydenham (Chorea minor), eine infektiös-toxische, durch Streptokokken hervorgerufene, degenerative Nervenkrankheit (Hirnveränderung), die hypotone Muskelerkrankung, auch Veitstanz genannt. Symptome sind Muskelzuckungen im Bereich des Gesichts, des Rachens und der Extremitäten, wobei vor allem Kinder bis zur Pubertät betroffen sind (1686).
- Beschreibungen der Pleuritis, Pneumonie, des Croup und Erysipel.
- Erforschung versch. Infektionskrankheiten wie Masern, Scharlach und Windpocken. Entdeckte die Übertragung des Typhus durch Fliegen.
- Behandlung der Malaria mit der Chinarinde (Chinin). Die Malaria wütete damals um London, vor allem in der Sumpflandschaft um den St. James Park herum.
- Betrieb Studien über verschiedene Fiebertypen sowie
- Studien über epidemische Krankheiten. Er veröffentlichte Abhandlungen über Pocken, Masern, Ruhr und Syphilis.
- Einsatz von Opium zur Schmerzreduktion.
- Beschreibung der ‚chlorosis‘ (Blutarmut infolge Eisenmangels).

- Beschäftigung mit neurologischen und psychiatrischen Krankheiten wie Epilepsie und Hysterie. Auch Männer konnten an der Hysterie („Hypochondriasis') erkranken, nicht nur Frauen. Die Ursache der Hysterie sah er in einer Schwächung (Krise) der Tiergeister (animal spirits).

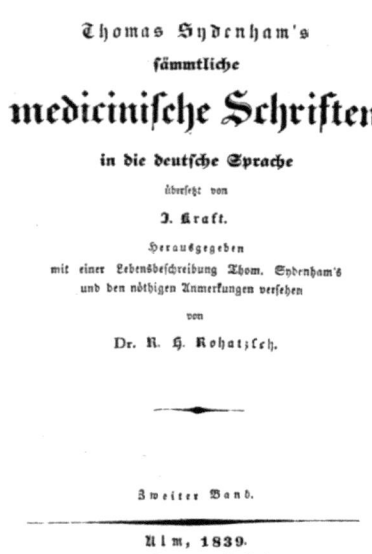

Thomas Sydenham's
sämmtliche
medicinische Schriften
in die deutsche Sprache
übersetzt von
J. Kraft.
Herausgegeben
mit einer Lebensbeschreibung Thom. Sydenham's
und den nöthigen Anmerkungen versehen
von
Dr. R. H. Rohatzsch.

Zweiter Band.

Ulm, 1839.
In der J. Ebner'schen Buchhandlung.

Zur Hysterie der Frauen wäre zu sagen, dass man damals dieses weibliche Leiden nicht sehr ernst nahm und der Krankheit etwas Mysteriöses anhaftete, *sie sei nur dunkel und schwer zu erkennen'*. (Dr. Rohatzsch, Thomas Sydenham's sämtliche medizinische Schriften, 1839, Band ll, S. 84) Man dachte auch, sie sei keine echte Erkrankung, sondern wolle den Arzt nur täuschen. Immerhin sah man als Therapie die Stärkung des Blutes durch eine wässrige Suspension mit Eisenspänen und Teeblättern. Eine weitere Therapie der Hysterie sah Sydenham im Reiten von Pferden. Seine Therapien galten als naturverbunden.

Interessanterweise handelt Sydenham die Hysterie unter der Gallenkolik ab (Kolik, Anfall von krampfartigen Leibesschmerzen, A. d. A.). In dem Sinne wurde damals eine Kolik als ein dramatisches, sehr schmerzhaftes Geschehen angesehen, welches mittels heftiger Theatralik vorgetragen wurde und an schmerzhaftem Leiden kaum auszuhalten war. Die Krankheit, so Sydenham, begann mit Fieber und betraf auch Jünglinge, die ein sanguinisches und biliöses (gallenartig) Temperament hatten.

Die Betroffenen berichteten über grosse Schmerzen im Gedärme. Der Kranke gab die Schmerzen mit einer kläglichen Miene und starkem Wimmern zu erkennen. Sydenham setzte sowohl Purgiermittel wie auch Brechmittel dagegen ein, oft gefolgt von Aderlass und der Abgabe von Schmerzmitteln (Narkotika).

Wir sehen, dass auch Sydenham noch inmitten des Lehreinflusses eines Galen stand und die Kranken dementsprechend den Temperamenten und Säften zuordnete. Er verordnete therapeutisch eine grosse Menge mit Bier versetzter Milch, bis die Kranken erbrachen, empfahl das Purgieren mit Klistieren und hin und wieder auch den Aderlass.

Dann beschrieb er die Koliken der Hysterischen. Nun bezog er sich aber auf die Krankheit der Frauen, welche eine ‚gewissen Gattung von Mutterbeschwerden‘ plagen würden. *‚Frauen von zartem und schwachen Körper werden* **vorzüglich** *von diesem Übel befallen, wie auch jene, die schon früher an einem Mutterzustande gelitten haben, oder (was sehr oft zu geschehen pflegt) welche bei einer schweren und mühevollen Geburt wegen der Grösse des erzeugten Kindes* **ihre mütterlichen Kräfte zu sehr erschöpft** *haben, und daher kaum frei bleiben. Diese Krankheit sitzt zuerst um die Gegend des Magens,* **bisweilen auch etwas tiefer**, *wobei der Schmerz nicht milder ist, wie bei der Kolik und der Gedärmverwicklung (Darmgicht), auf welches heftiges Erbrechen folgt, und bald grüne, bald gelbe Materialien ausgeworfen werden. Hinzu kommt noch (was ich oft beobachtet habe) eine grössere* **Kleinmüthigkeit und Verzweiflung**, *als bei irgend einer anderen Krankheit…*

Wenn nun schon alle Zufälle gewichen sind, und die Kranke sich genug wohl zu seyn glaubt, bringt die geringste Bewegung, sie mag **von Zorn oder Schmerzen** *herrühren, von welchen in diesem Falle die Frauen* **sehr leicht ergriffen** *werden, fast den vorigen Schmerz wieder zurück, was auch vom Spaziergange oder irgend einer andern Leibesübung, die zu bald unternommen worden, gesagt werden muss, weil dadurch die Dämpfe in einem zarten und schwachen Körper aufsteigend gemacht werden.‘*

Er vermutete auch den Blasenstein als Ursache dieser Koliken bei Frauen, vor allem bei solchen Frauen, die zu verschiedenen Mutterschmerzen geneigt stünden. Aber er unterschied die Gallenkolik von der Mutterkolik. Er schrieb: *‚Auch wird die Vernunft der Erfahrung beistimmen, welche diese Krankheit mehr der* **Unruhe und unordentlichen Bewegung der Geister**, *als der üblen Beschaffenheit der Säfte zuschreiben wird, nämlich wenn wir jene Umstände berücksichtigen, von welchen sie hauptsächlich ihren Ursprung hat, wie* **grosse und ungewöhnliche Blutflüsse**, **heftigere Gemüths- und Leibesbewegungen**, *und anderes der Art.‘*

Weiter beschrieb er, dass diese Krankheit (Kolik der Hysterischen) ohne Lebensgefahr sei. Diese Krankheit, sowohl bei Hypochondrischen (Männern A. d. A.), wie bei Hysterischen, ändere sich oft in eine Gelbsucht.

Sydenham äusserte sich in einem Brief an einen Arzt, dass diese hysterische Krankheit nur dunkel und schwer zu erkennen sei, weswegen auch die Heilung schwierig sei. An diesen hysterischen Ausbrüchen litten, so Sydenham, die meisten Frauen. *‚Denn die wenigsten Frauenzimmer, welche die Hälfte des Menschengeschlechts bilden, sind von jeder Gattung diese Zustände gänzlich befreit, wenn man jene ausnimmt, welche an schwere Arbeiten gewöhnt sind und ein härteres Leben führen.‘*

Er bezichtigt auch bestimmte Männer der Hysterie. *‚Ja man findet sogar viele unter jenen Männern, welche sitzend zu arbeiten und unter Büchern sich aufzuhalten pflegen, dass sie mit derselben Krankheit befallen werden‘*. Männer rückt er eher in die Nähe der Hypochondrie, Frauen ordnet er der Hysterie zu. Sie sei mehr den Übeln der Gebärmutter ausgesetzt. Er ordnete aber das hysterische Geschehen nicht nur der Gebärmutter zu, sondern auch andern Ursachen.

So ergreife das Geschehen manchmal den Kopf und bewirke den Schlag, der sich oft in einer Lähmung der halben Seite endet (Apoplexie A. d. A.), wie bei alten Leuten. Das rühre daher, *weil die Rinde des Gehirns mit einer Menge von Schleim angefüllt ist, wodurch den Lebensgeistern oder dem Nervensafte der Weg in die hohlen Gänge* (Liquor, Ventrikel A. d. A.) *versperrt wird, durch welche Ursache der Schlag, welcher sich bei hysterischen Frauen trifft, keineswegs zu entfliehen scheint, weil er dieselben häufig gleich nach der Geburt, nachdem sie eine grosse Menge Blutes verloren haben, überfällt. Vielmehr kommt es entweder von einer schweren Geburt, oder irgend einer heftigen Gemüthsbewegung.'*

,Manchmal erzeugt die Hysterie schreckliche Krämpfe, die der fallenden Sucht sehr ähnlich sind, wobei der Unterleib und die Herzgrube gegen die Gurgel zu aufschwillt und die Kranke, die sonst von mittelmässigen Leibeskräften ist, so ihre Kräfte anstrengt, dass sie durch Hilfe der Umstehenden kaum gehalten werden kann; indessen spricht sie ungereimte Sachen mit gebrochener Stimme, und schlägt sich auf die Brust. Frauenzimmer, welche zu dieser Gattung, die man insgemein Muttererstickung nennt, sehr geneigt sind, haben grösstentheils ein sanguinisches Temperament und ein starkes mannbares Aussehen.'

Sydenham sprach auch von hysterischem Husten, von Herzklopfen, von Nierensteinen in diesem Zusammenhang, wie auch von Rückenschmerzen. Zudem berichtete er von von einer merkwürdigen Kälte der äusseren Teile des Körpers dieser hysterischen Frauen (ev. kalter Schweiss und Durchblutungsstörungen A. d. A.) während des hysterischen Anfalls, welche erst nach *,geendigtem Paroxismus'* wieder verschwindet. Die Hysterikerinnen sähen dann, so Sydenham, wie ein Leichnam aus, obwohl sich der Puls nicht desto weniger gut verhielt. *,Ich füge noch bei, dass fast alle hysterischen Frauenzimmer, die ich bisher behandelt habe, eine Niedergeschlagenheit, oder, wie sie zu sagen pflegen, ein Niedersinken der Lebensgeister empfinden, und auf die Gegend der Lunge zeigen, wenn sie mir den Ort, wo sie diese Beängstigung oder Schwäche der Lebensgeister fühlen, anzeigen wollen'.*

,Endlich wechselt bei Frauen, die an hysterischen Zufällen leiden, bald Lachen, bald heftiges Weinen, obgleich sie weder zu diesem noch zu jenem Ursache hätten.'... ,Denn da diese Krankheit einer unerträglichen Verzweiflung Raum gibt, so werden sie unwillig, wenn man ihnen nur die geringste Hoffnung zur Genesung verspricht, und bleiben dabei, dass sie allen Übeln, welche den Menschen zustossen könne, und die die Natur der Dinge mit sich führt, unterworfen seien, wobei sie sich die traurigsten Begriffe machen. Sie sind bei der mindesten Gelegenheit, oder wenn auch gar keine Ursache vorhanden ist, furchtsam, zornig, eifersüchtig, misstrauisch, und hegen auch andere heftige Leidenschaften bei sich, wobei sie Angst und Unruhe im Busen tragen, jede Freude und Ergötzung sich aber versagen'.

Sydenham erwähnt bei der Beschreibung der Hysterie auch, dass Demokrit sich in einem Brief an Hippokrates deutlich so ausdrückte: *,die Gebärmutter ist Ursache von sechshundert Drangsalen und unzähligen Mühseligkeiten. Somit war nach ihm die Gebärmutter Ursache der Hysterie. Sie entstand aber durch Psychisches: Traurigkeit, Kummer, heftige Gemüthsbewegungen.'*

(Alle Inhalte aus oben erwähntem Werk: Dr. Rohatzsch, Thomas Sydenham's sämtliche medizinische Schriften, Ulm, 1839, Band ll, ab S. 230 - 236)

Ein nicht geringerer Arzt und Philosoph, John Locke, ein Schüler Sydenhams, sorgte dafür, dass die Schriften Sydenhams sich auch im Ausland unter anerkannten Kollegen verbreiteten, so etwa in Holland, Frankreich und Deutschland.

Sydenham gebührt aus heutiger Sicht, einer der ersten Ärzte zu sein, der als Kliniker systematische Beobachtungen und Vergleiche anstellte, die das Ziel hatten, Krankheitstypologien zu entwerfen. Dabei ging es ihm nicht nur um eine genaue Beschreibung der Klinik von Krankheitsfällen (Kasuistik, Fallbeschreibung), sondern auch um eine möglichst systematische Einordnung dieser (Nosografie).

John Locke

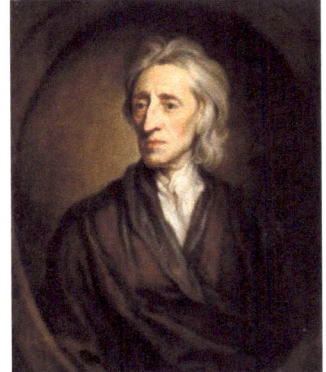

John Locke
Fotoherkunft: Wikipedia

Philosoph, Arzt, Vordenker der Aufklärung, einflussreicher Vertragstheoretiker, Vater des Liberalismus, Hauptvertreter des britischen Empirismus.

Hauptwerke: Two Treatises of Government, 1690
Essay concerning humane Understanding 1690

Geboren: 29. August 1632, Wrington bei Bristol
Gestorben: 28. Oktober 1704, Essex

Aus: Wikipedia

Der Arzt und Philosoph John Locke beeinflusste die Unabhängigkeitserklärung der Vereinigten Staaten von Amerika, ebenso auch die Verfassung der Vereinigten Staaten und schliesslich noch die Verfassung des revolutionären Frankreichs.

In seinem viel beachteten Werk: ‚*Two Treatises of Government*' („zwei Abhandlungen über die Regierung"), welches er anonym schrieb und sich lange nicht als
dessen Autor identifizierte, beschrieb er, dass eine Regierung nur legitim sei, wenn
sie auch die Zustimmung der Regierten (Volk) besitze und die drei Naturrechte
Leben, Freiheit und Eigentum beschütze. Seien
diese Bedingungen nicht erfüllt, hätten die Unter-
tanen (Volk) ein Recht auf Widerstand gegen die
herrschenden Regierenden.

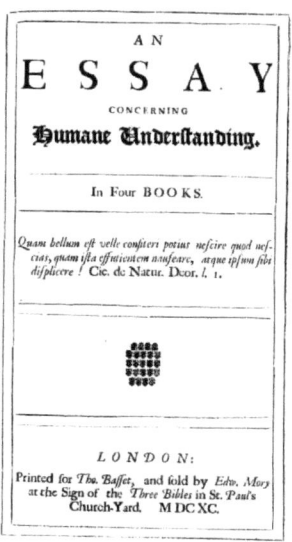

Als Arzt, der er ja auch war, vertiefte er seine Studien durch die exakte Beobachtung am Kranken-
bett und zwar unter der Leitung von Thomas
Sydenham. Im Jahre 1690 veröffentliche Locke
dann jenes Werk, um das es hier geht. Die Abhandlung: ‚**An Essay concerning humane Understanding**', („Versuch über den menschlichen Verstand")
machte ihn berühmt und bald genoss er in Gelehr-
tenkreisen grosse Aufmerksamkeit.

An Essay concerning humane Understanding (London: T.
Basset/E. Mory, 1690)

Erste Entwürfe dieses Werkes gingen zurück auf das Jahr 1671. Obwohl er dieses
Buch anonym verlegen liess, wurde seine Autorschaft bereits zu seinen Lebzeiten
vermutet. Auch im Vorwort erschien auffälligerweise sein Name. Aber er hatte
akribisch weitere Spuren beseitigt, die ihn als Verfasser hätten entlarven können.
Erst in seinem Testament bekannte Locke sich zu dessen Autorschaft.

Sein Werk ‚Abhandlung über den menschlichen Verstand' ist in 4 Teile gegliedert.
Im ersten weist er René Descartes rationale These zurück, Ideen seien angeboren.
Das zweite Buch handelt von der Idee als Gegenstand jeder Erkenntnis und im
dritten widmet er sich einer sprachphilosophischen Abhandlung. Im vierten Buch
formuliert er eine Theorie des Wissens. Damit zeichnet sich Locke als Begründer
der Empirie (Erfahrungswissen) aus!

Empfindung (Sinneswahrnehmung) und Reflexion (nachdenkendes Überlegen) ist
für Locke die Quelle der Ideen und damit des Wissens überhaupt. Somit ist die
Quelle der Idee und des Wissens die Erfahrung durch die menschlichen Sinne.

Sinneswahrnehmungen führten gemäss Locke – über die Reflexion - zur Erkenntnis der Dinge. Ideen betrachtete er als nicht angeboren, wie Descartes dachte.

Locke unterschied also zwischen der **äusseren Erfahrung**, der Wahrnehmung von Objekten und der **inneren Erfahrung**, also der Wahrnehmung von Gefühlen und Wünschen. Jedoch war diese Erkenntnis keine absolute Erkenntnis, wie auch seine Nachfolger, Bischof George Berkeley und David Hume feststellten, da alles, war man über die Welt wissen konnte, auf einer subjektiven Erfahrung beruhte, die von unseren Sinneswahrnehmungen geliefert wurden und somit keine objektiven und wahren Bilder der Welt waren. Leicht erinnert man sich dabei an das Höhlengleichnis des Platon.

Erkenntnistheorie.
Nach Locke erhielt ein Mensch somit nur Erkenntnis durch Erfahrung. Das Werk war daher eine interessante Abhandlung über die menschliche Erkenntnisfähigkeit (Wahrnehmung und Empfindung) resp. über den menschlichen Verstand, die für die psychiatrische Wissenschaft (Psychopathologie) wichtig war, wobei der Begriff ‚Verstand‘ in den heutigen Lehrbüchern kaum noch Benennung findet.

Speziell im Bereich der verarbeitenden Funktionen des Gehirnes waren seine Ausführungen wichtig (Verstandesbegriff), zeigten sie sich doch klassisch im psychiatrischen Bild der Wahnideen, resp. den überwertigen Ideen. Stichwort: Pathologie des Denkens, des Wahrnehmens, des Verarbeitens.

Eine seiner Grundfragen war die, ob es eine Erkenntnis gab, ohne dass ein Mensch vorher mit der Aussenwelt in Kontakt getreten war? Gab es Erkenntnis durch reines Denken? Rationalisten wie Descartes, aber auch Spinoza und Leibniz vertraten eine andere Meinung. Für sie war eine Erkenntnis aus reinem Denken (quasi ohne Einbezug von Erfahrungen) ebenfalls möglich. Somit behaupteten sie, dass Menschen nicht auf Erfahrungen angewiesen seien, um Erkenntnisse über die Welt und ihrem logischen Aufbau zu erhalten.

Somit konnte Gott auch bloss ‚gedacht‘ werden und die Erkenntnis, dass es einen Gott gab, konnte bewiesen werden, ohne jeden Einbezug einer Erfahrung, resp. einer Gotteserfahrung. Gott musste somit nicht erfahren werden, sondern es genügte, ihn ‚nur zu denken‘. Es gab ihn auch so.

Die von Wissenschaftlern der damaligen Zeit teils als mechanistisch verworfene **Erkenntnistheorie Lockes** beruhte also – im Gegensatz zu ihrer Theorie - auf Erfahrungen, wobei Locke auch die Vernunft als Rechtfertigung innerhalb der

Naturwissenschaft anerkannte. Aber mit dem Schwergewicht auf der menschlichen Erfahrung, im Sinne von Lebenserfahrung (wobei auch gedanklicher Austausch gemeint war), wich er von der Philosophie der Vernunft eines René Descartes ab. Es ging ihm um Empfindung und Wahrnehmung (via Sinne) und Lernen des Menschen inklusiv der erfolgten Verarbeitung (Schlussfolgerung, Ideenentwicklung) durch den Akt des Denkens.

Im Werk machte er sich u.a. Gedanken über den Ursprung, die Gewissheit und den Umfang menschlichen Wissens in Abgrenzung zum (nicht wissenden) Glauben, zur reinen und blossen Meinung oder Vermutung. Er fragte sich, woher die Ideen der Menschen kommen. Seine Grundthese gipfelte im Satz: ‚Nihil est in intellectu quod non (prius) fuerit in sensibus', („Nichts ist im Verstand, was nicht vorher in den Sinnen gewesen wäre".

Nach ihm war daher das menschliche Bewusstsein bei der Geburt wie ein unbeschriebenes, weisses Blatt (Tabula rasa), auf welches jede menschliche Erfahrung erst geschrieben werden musste. Nichts sei bei der Geburt bereits fertig da und jede sinnliche Wahrnehmung sei Ausgangspunkt der menschlichen Erkenntnis, wobei diese auch falsch (fehlinterpretiert) sein könne, sich aber immer und zu allem auf Erfahrungen abstütze, auch die falsch interpretierten.

Erfahrung vollziehe sich Mittels der menschlichen Sinne, so Locke. Der Mensch reflektiere die äusseren Wahrnehmungen (sensations) zu inneren Wahrnehmungen (reflections) um und bediene sich dazu sowohl mittels des Denkens als auch der Sprache. Man könne sagen, alles was ein Mensch wisse und denke, komme ursprünglich aus dem Äusseren in das Innere.

In diesem ‚lockeschen' Sinne war Wahnsinn die Folge einer fehlerhaften Verknüpfung bei der Verwandlung von Sinneswahrnehmung in Ideen (‚Wahnideen'), sozusagen Fehlverknüpfungen von Ideen. William Cullen wird diese Ansicht später aufnehmen und ins Medizingebäude einbauen. Er wird den Wahnsinn auf die übermässige Reizung der Nerven zurückführen und daher die Gehirnaktivität als Auslöser von Verwirrtheit resp. von Wahnsinn verantwortlich machen.

Wahnsinn wurde damit zu einem reinen Nervenleiden erklärt und aus der Hand Gottes genommen. Der Wahnsinn wurde gewissermassen verweltlicht. Man verband den Wahnsinn nun nicht mehr mit den Dämonen oder mit der Ketzerei und auch nicht mehr mit der Theorie von entgleisten Säften. Diese Aussage Lockes gipfelte in seiner Überzeugung, dass auch das biblische Christentum vernünftig zu sein habe: ‚The reasonableness of christianity', 1695 (Vernünftigkeit des biblischen Christentums).

Cullen wird diesen oben beschriebenen Lockeschen Vorgang mit dem Begriff der ‚Neurose' erklären, sozusagen als Bezeichnung für jede Krankheit, die von einer derartigen Störung des Nervensystems herrührte.

Von der Wahrnehmenstrübung zur Ideenverwirrung

Nach Cullens somatischem Modell ist Wahnsinn eine ‚ungewöhnliche und meist übereilte Verknüpfung von Ideen, die zu falschen Urteilen führe und unverhältnismässige Gefühle hervorrufe'. Wahnsinn war nun endlich also eine geistige Störung und hatte nichts mit einer Abkehr von Gott, nichts mit Hexerei oder Ketzerei zu tun. Die Krankheit wurde der Obhut Gottes und der Kirche entzogen. Das biblische Christentum hatte vernünftig zu sein.

Somit war auch die Gottesidee resp. die Gottesvorstellung (wobei die aller Religionen gemeint ist) nicht bereits bei der Geburt eines Menschen (Zeugung) angelegt und vorhanden, sondern die Vorstellung von Gott (Gottesidee) würde sich erst mit den Jahren entwickeln (Erziehung) oder z. B. kulturell und sprachlich sich tradieren, und sich etwa in Geschichten, Anekdoten, Märchen, Fantasien, Bräuchen, Ritualen herausbilden etc. In diesem Sinne gab es keine angeborene Idee von Gott. Gottesideen mussten also zuerst (via Erfahrung) entwickelt oder akzeptiert werden. Daher gab es auch keine angeborenen moralischen Prinzipien. Dem menschlichen Verstand kam nun in allem eine grosse Rolle zu.

Dies alles machte Locke zu einem grossartigen, frühen empirisch orientierten Erkenntnistheoretiker. Aus seiner Sicht treibt Locke uns noch heute mit folgenden Fragen um: Was kann ein Mensch wissen oder wie können wir überhaupt etwas wissen? Wie erlangt er sein Wissen? Warum ist Vernunft (Verstand) für ein gutes Leben so wichtig? Ist die Welt wirklich so, wie sie sich präsentiert?

Wenn man so will, sind solche und weitere Fragen, resp. ist dieses Denken grundsätzlich für jedes psychiatrische und psychologische Wissen eine wichtige Vorbedingung, eine Art Grundlage, eine Kondition oder Basis. Schliesslich geht es im Psychiatrischem oft um Probleme und Situationen, die sich um den menschlichen Verstand drehen, wie auch um die menschliche Vernunft.

Wie verhält es sich eigentlich mit dem menschlichen Verstand (so die psychiatrische Frage) bei Menschen, die irrsinnig (verrückt) geworden sind und wie verhält es sich insbesondere, wenn dieser (einstmals gesunde) Verstand ins Wanken gekommen und ins Pathologische abdriftet ist? Wie konnte es dazu kommen?

Wie verhält es sich, wenn sich insbesondere die Urteilsfähigkeit, die Verstandeskraft, der Scharfsinn, der Intellekt und das Denk- und Erkenntnisvermögen - um nur einige Aspekte zu nennen, die zur Vernunft resp. zum Verstand gezählt werden können – verabschiedet haben oder stark beeinträchtigt sind und die Unvernunft (das unvernünftiges Handeln etc.) den alltäglichen Lebensvollzug eines psychisch erkrankten Menschen durchdringt und beeinträchtigt?

Was bedeutet es für den psychiatrisch Betroffenen, wenn seine Auffassungsgabe und seine Denkfähigkeit vermindert ist oder mehrheitlich ausgeschaltet erscheint? Was geschieht, wenn Sinneseindrücke von ihm falsch gedeutet und sie ihm dann trotzdem zur unumstösslichen Wahrheit werden?

In lockeschem Sinne sollte man sich fragen, wie es zu Wahnideen kommt, resp. wie Wahninhalte entstehen. Wie entsteht eine Wahnidee trotz bestehendem Verstand? Gibt es auch kollektive Wahnideen, die ein Gesellschaft, einen gesamten Staat in Beschlag nehmen können? Auf welchen (falschen) Erkenntnissen oder falsch interpretierten Erfahrungen, auf welchen Ideologien beruhen Wahnideen? Wem dienen solche?

Werden Sinneseindrücke falsch interpretiert? Oder sind Wahnideen plötzlich da, quasi ohne vorher gemachte Sinneseindrücke und ohne gemachte Erfahrungen? Sind Wahnideen fehlerhafte Deutungen (Deutungsfehler)?

Jahre später werden dann Psychiater behaupten, dass Irrsinn – voll in der Tradition Lockes – aufgrund einer ‚Wahrnehmungstrübung‘ entstehe, welcher eine ‚Ideenverwirrung‘ folge. Noch später wird man dann die (entgleisten) Gefühle, sprich das Gemüt, resp. die Leidenschaften als Grund seelischer Entgleisung annehmen.

Bei Lockes Erkenntnistheorie geht es also um Fragen, die noch heute jeden Forscher, Psychologen und Psychiater beschäftigen sollte. Immerhin definieren diese Fachleute die Verrücktheit! Sie definieren, was verrückt ist und was noch als normal zu gelten hat! Was ist der Ursprung unserer Ideen? Wie entwickeln sich Ideen, wenn unsere Wahrnehmung getrübt ist? Entstehen Wahnideen durch Eintrübung der Wahrnehmung? Sind menschliche Ideen immer klar und deutlich oder können sie nicht auch verworren, diffus oder unausgereift sein? Sind Ideen nur dann klar und deutlich, wenn unsere Wahrnehmung und unsere Sinne perfekt funktionieren? Und sind menschliche Ideen stets logisch?

Ausklang:

> ➲ Der Verstand ist in der Philosophie das Vermögen, Begriffe zu bilden, Schlüsse zu ziehen, zu denken, zu urteilen und diese Urteile zu verbinden.
>
> ➲ Der Verstand (Logos, Intellekt, Vernunft) ist die Denkkraft, die Fähigkeit des geistigen Erfassens, Begreifens (Abstrahierens), des Urteilens, des vergleichenden und analysierenden Denkens und Verstehens.
>
> ➲ Der Verstand in der Psychologie: die Fähigkeit zu gedanklicher Verarbeitung, die Fähigkeit, Gegenstände und ihre Beziehungen durch Begriffe zu denken. (Wilhelm Wundt)
>
> ➲ Der Verstand selektiert Faktoren der Umwelt und liefert dadurch der Vernunft das Material für die geistige Aktivität.
>
> ➲ Der Verstand ist die Fähigkeit zur gedanklichen Verarbeiten mit Hilfe des Gehirns. Vernunft ist das Vermögen, Begriffe zu bilden, ist dadurch wertend und denkt immer in moralischen *Kategorien*.

Die allgemeine Psychopathologie beschäftigt sich heute zwar weniger mit dem Thema des Verstandes oder der Vernunft, aber mit den Themen: Wahrnehmung, Empfindung und Auffassung.

Georg Ernst Stahl

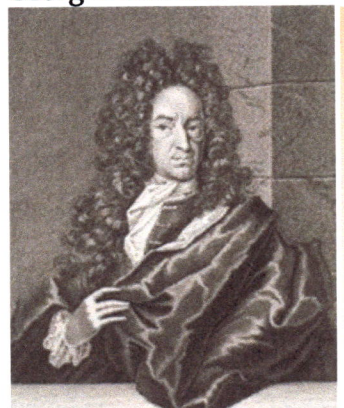

Georg Ernst Stahl
Fotoherkunft: wikipedia

Alchemist, Chemiker, Mediziner, Metallurg, Vitalist

Entwickelte als Chemiker die Theorie des ‚Phlogistikon‘ und vertrat als Mediziner eine Frühform eine psychodynamisch-en Krankheitskonzeptes (Seelenlehre des Animismus und Vitalismus)

Seine Schriften gaben Impulse für neue Krankheitslehren.

Geboren: 21./22. Oktober 1659 in Ansbach, Deutschland
Gestorben: 14. Mai 1734 in Berlin, Deutschland

Aus: Wikipedia

Georg Ernst Stahl, wikipedia

Auch Georg Ernst Stahl muss man noch in die vorpsychiatrische Zeit einreihen, denn er beschäftigte sich als Arzt bereits intensiv und eigenwillig mit psychischen Krankheiten wie der Epilepsie (Konvulsionen), der Hysterie und Hypochondrie. Diese Krankheitsbilder sah auch er noch mehrheitlich als körperlich begründet an. Zudem nahm er sich auch nicht speziell der Irrenheilkunde an, denn zur damaligen Zeit fiel das Augenmerk der Wissenschaft noch nicht auf die Hirnforschung und Neuropathologie. Dies sollte erst im nächsten Jahrhundert geschehen. Aber er beschäftigte sich immerhin bereits mit dem ‚Irrereden'. (Siehe weiter unten: Von den Delirien).

Als Chemiker und Nachfolger der Iatrochemie imponierte er mit seiner **Phlogiston-Theorie,** die lange Zeit eine gewichtige Anerkennung fand, bis die Sauerstoff-Theorie dann doch obsiegte und seine Theorie widerlegte. Er postulierte einen geheimnisvollen Stoff, der bei jeder Verbrennung (Umwandlung) von brennbaren Körpern entweiche. Diesen unsichtbaren Stoff, ein magisch-okkultes Etwas von unklarer Definition, nannte er **Phlogiston** (Phlogose, Entzündung). Seine Theorie führte immerhin zu Beiträgen bezüglich der Verwandtschaftsreihen von Metallen, sonst war sie für die Zukunft zu nichts zu gebrauchen.

Auch er ging von den drei Prinzipien Salz, Schwefel und Quecksilber aus, wie viele Iatrochemiker es taten. Somit kann auch er in die Reihe der Nachfolger der Iatro-Chemiker gestellt werden. Nach Stahl kam das Phlogiston denn auch aus dem Schwefelprinzip, wonach nach ihm alle brennbaren Materialien diese geheimnisvolle Materie enthalten mussten, die sich bei einer Verbrennung zerlegten. Die unbrennbare Asche enthielt ihm gemäss somit kein Phlogiston mehr.

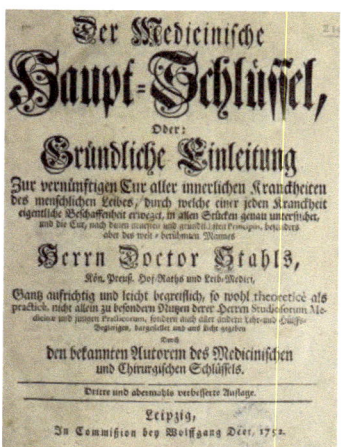

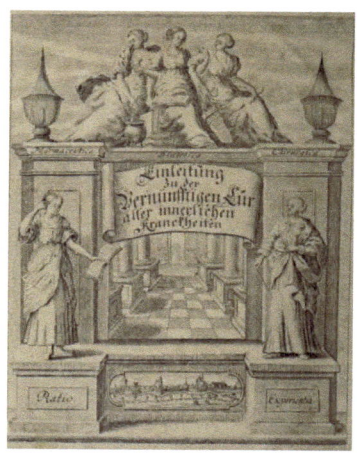

Bildherkunft: Bildkopien aus dem Buch

Sein Krankheitskonzept des **Animismus** resp. **Vitalismus** interessiert uns insofern weit stärker, als dass es für die zukünftige Entwicklung der Psychiatrie und für das psychiatrische Krankheitsverständnis eine gewisse Wichtigkeit erfuhr und wesentliche Impulse gab. Stahl war ein Anhänger Sydenhams in den Belangen des Animismus. Wie Sydenham glaubte auch Stahl, dass der wichtigste charakteristische Aspekt allen Lebens in der **Beseelung durch eine spezielle geistige Kraft** liege. Diese Lebenskraft (Vitalismus) nannte er ,Seele', resp. Anima.

Eigentlich ähnlich adäquat zur obskuren Theorie des Phlogiston postulierte Stahl auch die **Theorie des Animismus/Vitalismus**, die besagte, dass in jedem lebenden Körper, also in allen Pflanzen, Tieren wie auch im Menschen eine **asomatische, immaterielle, rein geistige Seele (Anima)** stecken musste. Diese körperlose Seele, so Stahl, sei unsterblich und alle Lebensvorgänge würden von dieser Anima begleitet, angestossen oder initiiert. Dies war im Grunde genommen ein sehr religionsnaher Gedanke. Die Seele, so Stahl, baue den Körper.

Animismus - Vitalismus - Mechanismus   oder die Frage ,Was ist Leben?'

Animismus :
Von lat. ,*Anima*' - Atem (Pneuma), Geist (Spiritus), Leben, Seele' - ist eine (religiöse) Überzeugung, Denkweise resp. eine nicht bewiesene Lehre, dass alle Kreaturen und Lebewesen, ja die gesamte Natur beseelt seien und ein geistiges Wesen hätten.

Der Animismus geht auf die magisch-religiöse Urzeit des Menschen zurück und erschöpft sich ursprünglich aus den Naturreligionen, später erscheint der Begriff auch in den Weltreligionen. Die Seele wird als unsterblich (kosmisch seiend) betrachtet.

Vitalismus: (vita, lat.: ,Leben')
Der Vitalismus ist eine naturphilosophische Richtung, nach der jedes organische Leben, alle Lebensvorgänge eine besonderen Lebenskraft **(Schwungkraft, Impuls, Elan)** enthalten muss. Diese entzieht sich jedoch dem wissenschaftlichen Nachweis. Der Vitalismus ist also eine unbeweisbare **Lebenskraftlehre**, der im Ggs. zum Mechanismus steht. Aristoteles vertrat den Vitalismus schon in der Antike. Der Vitalismus steht im Ggs. zum Rationalismus eines Descartes.

Mechanismus-Konzept:
Im Gegensatz zu den animistischen wie vitalistischen Vorstellungen (Konzeptionen, Prinzipien), wo etwas Göttliches, Übersinnliches enthalten resp. gegeben ist, fehlt in den physikalisch-mechanistischen Prinzipien und Konzepten in diesem Sinne die ,Beseeltheit'. Das Leben lässt sich (ohne Gott) auf mechanische (chemisch-physikalische) Prinzipien und Gesetze zurück führen. Der Mensch ist eine Maschine **(Maschinentheorie)** und kann als solche verstanden werden.

Die Anima war gedacht quasi als **unkörperlich,** als eine **eigene, dem Körper übergeordnete Instanz,** ging aber mit dem Körper Verbindungen oder Verhältnisse

(Beziehung, Leib-Seele-Einheit) ein. Geisteskrankheiten wären dann asomatischen, immateriellen und rein geistigen Ursprungs, drückten sich jedoch körperlich oder zumindest sprachlich aus.

Neu war der Anima-Gedanke also nicht, denn der Seelen-Begriff ging bereits auf die Vorsokratiker zurück, etwa auf:

- **Thales von Milet** (624-546 v. Chr.) ‚Seelenunsterblichkeit' und
- **Pythagoras** (570-496) ‚Lehre von der Seelenwanderung' und dann auch auf
- **Sokrates** (469-399 v. Chr.) ‚Leib-Seele-Gegensatz'. Sowohl
- **Demokrit** (460-379) ‚Seelenatome' als auch
- **Platon** (427-347) ‚Seelenlehre' beschäftigten sich mit der Seele. Auch
- **Aristoteles** (384-322 v. Chr.) ‚Seelenlehre' nahm diese Gedanken wieder auf und unterschied zwischen einer animalen und vegetativen Seele.

Daraus abgeleitet entstanden die Fragen, ob denn die Seele nun sterblich oder unsterblich sei, ob sie wandere (Seelenwanderung) und ob sie sich neu gebäre etc. Auch Hippokrates sah damals alle Geisteskrankheiten unter dem biologisch-mechanischen) Gesichtspunkt an und damit als naturnah. Bei ihm war der Körper, resp. das Somatische krank, nicht die Seele. Das Gehirn als Sitz der seelischen Krankheiten galt ebenfalls als Körperteil. Die Krankheitslehre des Hippokrates beruhte also im Widerspruch zur Animismus-Lehre auf der Theorie des Somatismus, welche zur Zeit Stahls etlichen namhaften mechanistisch argumentierenden Gelehrten starken Auftrieb gab. Diese Gelehrten rekrutierten sich aus der Umgebung der pietistisch umsponnenen Universität Halle und verkörperten sich in **Friedrich Hoffmann** (1660-1742), ausgerechnet in einem Studienkollegen Stahls.

Stahl trat nun dieser hippokratisch-mechanistischen Lehre Hoffmanns insofern entgegen, als dass er die Geisteskrankheiten unter dem Aspekt der Anima betrachtete. Es kam bei ihm also irgend etwas Geistiges hinzu, welches der rein mechanistischen Betrachtungsweise Hoffmanns fehlte. Es sei nämlich die Seele, so Stahl, die dem Somatischen (Chemie, Physik, Biologie, Mechanik) führend obenauf stünde und dieselbe Seele würde als **übergeordnete Instanz** alles Körperliche und Mechanistische steuern resp. dirigieren.

Die **Seele** als **dirigierende, übergeordnete Instanz** setzte - so Stahl - alle körperlichen, physikalisch-mechanischen und chemischen Reaktionen als geheimnisvolle Kraft lenkend in Gang und **war somit dem Körper** (Soma) **übergeordnet**. Sie war es, die alle Funktionen des alltäglichen Lebens regelte.

Fragen:
Können wir mit der Anima (Seele) direkt
kommunizieren? Können wir in eine die Seele
beeinflussende Verbindung treten? Oder müssen wir
therapeutisch über das Somatische vorgehen?

Mit der endgültigen Loslösung der Seele vom Körper trete der Tod ein, zumindest der körperliche Tod, so die Vorstellung Stahls.

Jede körperliche wie auch geistige Krankheit war nach Stahl ein Kampf der Seele gegen pathologische Einflüsse. **Krankheitssymptome** sah er nicht nur als Krankheitszeichen an, sondern auch als **Heilungsversuche der Seele**. Jedoch konnten diese animalischen (seelischen) Bemühungen des Menschen über das Ziel hinausschiessen, weil die Anima, etwa durch heftige Gemütsbewegungen, quasi durch sich selbst getäuscht werden konnte.

Psychogen:
Seelisch, psychisch bedingt
oder verursacht.

Geisteskrankheiten werden nach Stahl sozusagen psychogen, durch die Anima verursacht und nicht durch das Körperliche. Somit war Stahl ein **Psychiker** und kein Somatiker, obschon auch er vieles somatisch zu erklären versuchte und oft auf die **Wechselwirkung zwischen Psychischem und Physischem** hinwies. Damit war er ein erster Anhänger der **Psychosomatik**. Das Bindegewebe zwischen Körper und Seele etwa sah Stahl im Blutkreislauf, der von der Seele beeinflusst wurde.

Stahl unterschied zwischen ‚**primär-idiopathischen**‘ und ‚**sympathetischen**‘ Geisteskrankheiten. Mit seinem Begriff ‚primär-idiopathisch‘, manchmal von ihm einfach ‚idiopathisch‘ oder ‚pathetisch‘ genannt,

primär-idiopathisch: (pathetisch)
geistig, primär und funktionell und ohne
Organbeteiligung verursacht.
sympathetisch: (sympathisch)
somatisch und sekundär verursacht.

meinte er eine Nervenkrankheit, die geistig und primär, aber ohne Beteiligung von Organen, quasi rein funktionell entstanden sei. Mit ‚sympathetisch‘ meinte er hingegen somatisch und sekundär (in zweiter Linie), also von kranken Organen verursacht.

Er wies zwar immer wieder auf die geistige, primär-idiopathische (funktionelle) Genese der Geisteskrankheiten hin und war von dieser Genese mehr überzeugt, war aber auch der Meinung, dass eine Wechselwirkung zwischen Psychischem und Physischem bestehen könne (Psychosomatik).

Die Begriffe Stahls mögen heute verwirren, sind sie doch nicht mehr gebräuchlich. Eine sympathetische von einer idiopathischen Geisteskrankheit zu unterscheiden ist schwierig und die Begrifflichkeiten Stahl's unklar. Es blieb in der Folge ein Glaubenskrieg. Keine Wissenschaft vermag weder das Eine, noch das Andere zu beweisen. Aber für Stahl waren die Geisteskrankheiten in den wenigsten Fällen somatischer, sondern seelischer Natur.

Indem er dem rein und ausschliesslich mechanistischen Krankheitsbild seiner Zeit entgegen trat, welches zur selben Zeit aufblühte (Universität Halle, Friedrich Hoffmann), machte er sich seinen einstigen Studienfreund zum erbitterten Feind.

Zwischen diesen beiden Parteien, den Psychikern und den Somatikern, wurde in den nächsten Jahrhunderten ein Zweikampf ausgetragen, der bis heute andauert. Abwechselnd hatten in diesem Kampf einmal die **Psychiker** die Oberhand (Stichwort: Freud und die Psychoanalyse), dann wieder die **Somatiker** (neuzeitliche Hirnforschung).

Die Psychiker erkannten viele Geisteskrankheiten als psychogen, also als seelisch bedingt an. Es galt die Seele resp. die Anima spiritualis, die Seelenkraft zu therapieren. Die Somatiker hingegen suchten nach einer organischen Ursache von Geisteskrankheiten. Ihre Forschung und ihre Therapie galt den Organen (Hirn, Nervensystem, Hormonsystem etc.) sowie den Lebensvorgängen, also der Physiologie und nicht der Seele.

Stahl gilt heute als Vater der Psychiker. Viele Vertreter der psychogenen Verursachung von Geisteskrankheiten führte man auf Stahl zurück. Man gewichtete bei der Ursachenforschung nun vermehrt die psychologische und psychosoziale (moralische) Seite psychischer Krankheiten, was innerhalb der weiteren Psychiatriegeschichte zu einer teils einseitigen psychisch-moralischen Denkweise führte. Ab Ende des 18. Jahrhunderts begann die wissenschaftliche Erforschung innerhalb psychiatrischer Einrichtungen und gleichzeitig begann auch die Konkurrenz zwischen der Somatogenese und der Psychogenese psychischer Störungen.

Hin und wieder brachte diese Denkweise eine moralisierende **Versündigungstheorie** ins Spiel. Diese führte in einigen später erbauten Irrenanstalten und bereits in deren Vorläuferinstitutionen (Bedlam) zu entsprechend drastisch-brachialen Therapiemassnahmen. Eine Einlieferung in diese Anstalten wurde teils auf genau diese Versündigungstherorie zurückgeführt. Diese Menschen hatten sich in ihrem (früheren) Leben unmoralisch (blasphemisch) benommen und die Folge davon war nun offensichtlich ihre geistige Verwirrung.

Denn stark moralisierende und dem Glauben verhaftete Wissenschaftler und Psychiater betrachteten nun viele Geisteskrankheiten unter dem Aspekt der Selbstverschuldung, die zurückzuführen sei auf einen unmoralischen resp. liederlichen Lebenswandel des geistig Irren, der zum Wahnsinn geführt habe. Bei-spielsweise postulierte man als **Grund des Wahnsinns** ein **böses oder schlechtes Denken**, ein **unsittlich-unkeusches und gottloses Verhalten**, symptomatisch sich ausdrückend als **Arbeitsfaulheit, sexuelle Enthemmung, Abwendung von einem gottgefälligen Leben, Trunksucht, Verwahrlosung, Kriminalisierung** etc.

Dies begünstigte da und dort ein **Restraint-Denken** (Bedlam) und förderte in eini-gen Tollhäusern, Madhouses, Irrenanstalten zu Zwangsbehandlungen und freiheit-lichen Einschränkungen.

Restraint:
Restraint, engl. bedeutet : Zurückhaltung, Beschränkung, Festhaltung, Zwang.
Der Begriff meint, dass von jemandem die Freiheit eingeschränkt wird und/oder verhindert, dass etwas wächst resp. zunimmt (ausufert).
Das Restraint-System gelangte ursprünglich in weiten Teilen Europas zur Anwendung und wurde in unterschiedlicher Intensität angewandt.

Siehe Non-Restraint-Bewegung und auch Non-Restraint-Therapie.

Stahl jedoch plädierte im therapeutischen Sinne früh und lange vor jedem später einsetzenden Non-Restraint-Denken für ein mildes und abwartendes Vorgehen, was die Behandlung von Geisteskranken anbelangte. Seine Behandlungsmetho-den waren daher eher schonender Natur. Er therapierte seine Patienten vorsichtig und geduldig zuwartend und möglichst ohne Anwendung von äusserem Zwang, geprägt von einem abwartenden und beobachtenden Behandlungsstil. Seine emp-fohlenen Massnahmen waren durchaus psychotherapeutischer Natur, begleitet von diätetisch-hygienischen Massnahmen. Zudem setzte er auf eine gewisse Selbstheilungsfähigkeit des Körpers.

Damit setzte Stahl eine ‚Kontrapunkt' gegen die in der damaligen Zeit üblichen und recht verbreiteten ‚**Rosskuren**', die dramatische Eingriffe in den natürlichen Heilungsprozess waren. Diese Rosskuren richteten manchmal mehr Schaden an, als das sie der Genesung Nutzen brachten.

Zeitlebens blieb sein grösster Gegner der hallensische Kollege und **Professor Friedrich Hoffmann,** der das Phänomen des menschlichen Lebens im Gegensatz zu Stahl in einer **mechanischen Vorstellung** zu erklären versuchte. Hoffmann sah weniger Bedeutung in der menschlichen Seele (Anima) als Stahl, er war somit damals ein moderner Nachfolger der Iatrophysiker und Iatrochemiker.

Trotz dieser Gegnerschaft zur mechanistischen Vorstellung Hoffmanns, war Stahls psychiatrische Rezeption als Vitalist und Animist gross. Inhalte seiner Werke nahmen ein William Cullen (1710-1790) wie auch ein Robert Whytt oder Wytt (1714-1766) auf, die ebenfalls als frühe Somatiker bezeichnet werden können. Von ihnen wird weiter unten berichtet.

Stahl hinterliess über 200 Publikationen, die teils schwierig zu lesen sind.

Auszug aus einem Werk Stahls, herausgegeben von Karl Wilhelm Ideler, 1831:

,8. Kapitel (Teil 3, Nosologie)
Von den Delirien.

*Je weiter die Betrachtung sich von körperlichen Verhältnissen entfernt, um so mehr verliert sie sich in leere Spekulation und verworrene Begriffe. Einen einleuchtenden Beweis davon geben uns die verschiedenen **Seelenstörungen**, über welche man zwar weitläufig vernünfteln kann, aber von denen einen gründlichen Begriff aufzustellen man sich vergeblich bemühen wird.*

*Alles, was sich darüber sagen, und mit den Thatsachen in Einklang bringen lässt, beschränkt sich darauf, dass einige Delirien einfach **leidenschaftliche Zustände**, andere sympathisch **(somatisch A. d. A.)** sind (guod deliria alia sint simplicius pathetica; alia sympathetica).*

*Jene treffen unmittelbar, und gleichsam auf einfache Weise den Verstand, letztere treten mittelbar zu gewaltsamen Störungen der Lebensökonomie in ihren vornehmsten Bestimmungen und Bestrebungen hinzu. **Häufig findet ein Zusammentreffen beider Bedingungen statt**, dergestalt nämlich, dass zu angestrengt beschwerlichen Störungen und nahe bevorstehenden Gefahren des Körpers, wodurch die Natur in Angst und Sorge versetzt wird, auch noch moralische **Angst, Furcht** und **Schreck** als Begleiter sich hinzugesellen, wo dann die vereinte Kraft beider das Leiden auf einen höheren Grad steigert. Gegenseitig finden die mehr unmittelbaren Störungen des Verstandes neue Nahrung, und sie gelangen zu häufigeren Ausbrüchen, wenn Hindernisse und Verwirrung der körperlichen Funktionen hinzutreten.*

*Das **Irrereden** der ersten Art entspringt aus **Missbrauch der Verstandeskräfte und leidenschaftlichen Erschütterungen**, z. B. aus einer zu grossen **Aufregung der Phantasie** und des **Gedächtnisses**, und aus einer Anstrengung, der sie nicht gewachsen sind. So giebt es viele Fälle, wo aus **einem zu eifrigen Bestreben im Lernen, Denken und Dichten** allmählig Irrereden entstand. Am meisten trägt dazu bei, wenn der **hartnäckige Fleiss im Forschen und Nachdenken bis zur Versäumniss des nöthigen Schlafs getrieben**, oder wenn er mit einer solchen Lebhaftigkeit und Ungestüm fortgesetzt wurde, dass **nicht einmal im Schlafe die Phantasie rastete**, sondern in die lebhaftesten, alle Ruhe verscheuchenden Träume ausschweifte.*

*Pathetische (geistige, A. d. A.) Ursachen des Irrereden werden dagegen die mannigfachen **Leidenschaften**, vornämlich wenn sie sich **mit starken Eindrücken der Phantasie vergesellschaften**. Allgemein bekannt ist es, was in dieser Beziehung jeder sehr plötzliche und angstvolle Schreck überhaupt, und ein solcher insbesondere vermag, welcher durch den Eindruck einer **Verderben drohenden Gespenstererscheinung** erregt wird; ebenso giebt es manche*

Beispiele, wo die auf eine Person gerichtete Erotomanie (E. personalis) durch inhaltsleere, aber **anhaltende Bilder der Phantasie und des Gedächtnisses** *Störungen des Verstandes hervorbrachte. Nicht seltener sind die Fälle, wo* **hochmüthiger Stolz** *die Menschen zuletzt so weit von der gesunden Vernunft entfernte, dass sie sich mit der Phantasie überredeten und fest einbildeten, das zu sein, was sie wünschten, und davon sich nicht losreissen konnten. Schon längst bemerkte ein Dichter sehr treffend: ira furor brevis est, und es ist erstaunlich, wie viel eine* **zum Zorn geneigte Gemüthsstimmung** *wenigstens dazu beiträgt, das Delirium zu unterhalten, und vorzüglich ihm eine bestimmte Richtung zu geben, so dass es dann ein wüthendes, verwegenes, gewaltthätiges wird, welchen Ursprung es auch ausserdem zuerst gehabt haben mag.* **(Beschreibungen der Entstehungsgründe des Wahnsinns, Irreredens A. d. A.)**

Das Irrereden der zweiten Art lässt sich bequem auf drei Klassen zurückführen, je nachdem es eine wollüstige, melancholische oder fieberhafte Alienation des Verstandes ist. **(Alienation, besondere Form einer Psychose A. d. A.)**

Das wollüstige, im allgemeinen Sinne, nicht in Beziehung auf eine bestimmte Person, wie die Erotomanie, heisst bei den Weibern **Mutterwuth**, *und* **pflegt vom Reiz** *(commotio)* **des Saamens und von wollüstigen Bildern und Begierden zu entstehen**, *welche* **keine Befriedigung** *finden. Ein merkwürdiges Beispiel der Art trifft man in Blegny's Zodiacus gallicus, wo bei einer Nonne, welche an Tobsucht gelitten hatte, und darauf gestorben war, die Leichenöffnung ergab, dass ein* **Ovarium** *bis zur Grösse einer Faust angeschwollen war, und viele durchsichtige Bläschen gleich den Beeren einer Weintraube enthielt, welche aus ausgedehnten Eiern bestanden. Ebenso habe ich oben bei der Epilepsie eines Falles gedacht, wo*

die Paroxysmen mit **Saamenausleerung** *endeten, und mit tobsüchtigen Delirien verbunden waren. Unstreitig kommen dergleichen Fälle in Mönchs- und Nonnenklöstern nicht sehr selten vor.*

Die Aetiologie der wahren Melancholie und namentlich der hypochondrischen insbesondere liegt unseren Begriffen näher, weil die **Wahnvorstellungen**, *mit denen der Verstand solcher Kranken sich beschäftigt, im Allgemeinen sehr genau mit dem Charakter ihrer Lebensbewegungen vorzüglich des Kreislaufs, wie er unter diesen Bedingungen von Statten geht, übereinstimmt. Denn das Blut pflegt in solchen Fällen dick und zu einer freien Fortbewegung nicht tauglich zu sein, daher es von grossen Hindernissen seines Umlaufes bedroht wird, theils schon betroffen ist, woraus denn Stasen hervorgehen. Die Gefahren, welche die Stockungen herbeiführen, sind aber sehr beträchtlich. Mit diesen wirklichen Gefahren für den Körper, obgleich sie grösstentheils erst bevorstehen, stimmen die krankhaften Vorstellungen überein.*

Denn gleichwie hier die Gefahr obwaltet, dass wirklich eine vollständige Verhärtung und Incarceration leicht eintreten könne; ebenso **prägt sich dem Gemüthe mehr und mehr eine ähnliche Vorstellung ein von einer ängstlichen Einengung, von einer hinterlistig bewirckten Gefangennehmung, ja selbst von einer bestimmten Einkerkerung**. *Gleichwie anhaltende Einsperrungen des Blutes einen unglücklichen Ausgang fast mit Gewissheit vorherverkündigen; ebenso kommt hiermit die* **Einbildung einer ähnlichen Idee** *aus moralischer Furchtsamkeit* überein, dass die Kranken nicht nur Einkerkerung und dahin führende Nachstellungen, sondern auch Todesstrafen stets vor Augen haben.

Wohl erwogen zu werden verdient bei diesem Krankheitsgeschlecht das schon angezeigte wechselseitige **Zusammenwirken moralischer Ursachen und Vorstellungen mit physischen Verhältnissen** und mit dem Gefühl derselben, gleichsam einer wirklichen und wesentlichen Befürchtung.

Wenn daher in einigen Kranken zu einer wirklichen körperlichen Beengung sich eine moralische Angst und Furcht gesellt, so tritt unter diesen Umständen der bemerkte Erfolg um so leichter ein, ja um so grösser wird der Aufruhr des Gemüths. Auf diese Bedingung gründet es sich, dass viele, welche an offenbaren Verstopfungen, z. B. der Milz, leiden, doch mit einer ausgebildeten Melancholie, wenigstens nicht in einem entsprechenden Verhältnis behaftet sind, wenn sie sich nämlich von Geistesanstrengungen fern halten.

Inzwischen ist soviel gewiss, dass alle, deren verdicktes Blut sich zu einer wirklichen Verstopfung hinneigt, wenn sie auch nicht an einer anhaltenden und unaufhörlichen, daher auch nicht einmal starken und ungestümen Melancholie leiden, dennoch keinesweges frei sind von häufigen, wenn auch schnell vorübergehenden ähnlichen Gemüthsregungen, welche sich durch Tiefsinn, Widerwillen, Traurigkeit und Angst, durch Seufzen, Beklommenheit und Weinen über die Kürze des Lebens zu erkennen geben. Wie denn auch solchen Personen verwickelte bürgerliche Verhältnisse zu Sorgen, Angst, Traurigkeit und Furcht vor einem schlimmen Ausgange Gelegenheit geben.

Da die fieberhaften Seelenstörungen sich unter wirklich gefahrdrohenden Verhältnissen der thierischen Oekonomie ereignen; so müssen sie um so mehr als solche anerkannt werden, wenn man in Erwägung zieht, dass die Gemüthsverfassung unter solchen Bedingungen keine andere sein kann. Zwar bekenne ich, dass ich von dem Antheil und den Vorgängen des Physischen dabei ebenso wenig begreife, als von der schwarzen Farbe der Schwäne und der weissen der Krähen; indess lässt sich im Allgemeinen die Ursache einer solchen Verstandesverwirrung aus der vorhandenen Lebensgefahr wohl erklären. Ausser dem Umstande, **dass die Fieberdelirien vornämlich nur unter sehr gefährlichen Verhältnissen** auftreten, ungeachtet eine Neigung mancher Individuen zum Hinbrüten eine besondere Begünstigung dazu giebt, findet die aufgestellte Aussicht noch darin eine Bestätigung, dass die Delirien eine zwiefache Aehnlichkeit mit dem vorhandenen oder nahe bevorstehenden Zustande der Lebensökonomie haben.

1) Beziehen sie sich auf die Vertreibung lästiger Dinge, z. B. umringender feindlich gesinnter und drohender Männer oder Gespenster, oder auf das Entfliehen aus grosser Hitze, aus beängstigenden Zuständen, aus einer ungerechten Einkerkerung.

2) Bei nahe bevorstehendem Tode pflegt sich das Delirium so zu gestalten, dass der Kranke sich in einem fremden Hause, Zimmer, Bette zu befinden glaubt, und mit ganzem Gemüth in sein Haus und zu den Seinigen zurückzukehren begehrt. Was bedeutet dies anderes, als das leise Anerkenntnis des Bewusstseins, dass der **Körper schon entartet** und fremd, folglich zum ferneren Besitz, Bewohnen und Gebrauch untauglich geworden ist, **den die Seele nicht blos**

verlassen, sondern dem sie entfliehen muss. *Ja es ist wahrscheinlich, dass sie, wenn sie an ihrer zerstörten Wohnung kein Gefallen mehr finden kann, sich deutlich einer anderen, ihrer Natur angemesseneren Stätte erinnert, nach welcher als ihrer wahren Heimath sie sich umschaut.*

*Doch muss ich wiederholt den wohl zu beherzigenden Umstand in Erinnerung bringen, dass alle Gemüther, welche vorzugsweise zu **lebhaften Einbildungen**, zur **Furcht**, zur **Gewissensangst** und zum **Erzittern vor dem Tode** geneigt sind, besonders wenn mehrere dieser **Affekte** zusammentreffen, um so leichter in solche Störungen versetzt werden können, wenn eine wirkliche Ursache zum Erbeben in einer drohenden oder vorhandenen Lebensgefahr gegeben ist. Beim **chronischen Irrereden** muss man überdies **auf das Gesetz der Gewohnheit Rücksicht nehmen, nach welchem das Gedächtniss auch falsche Vorstellungen festhält,** so dass dieselben, wenn sie einmal vom Verstande während langer Zeit durcharbeitet worden, und sich in die Phantasie eingedrängt haben, **festwurzeln,** und **nicht wieder aus dem Gedächtniss vertilgt** werden können. Die Beharrlichkeit der letzteren ist dann die Ursache der fortdauernden Delirien.*

*Ueberdies halte ich die Bemerkung keinesweges für unstatthaft, welche Valleriola in seinen Observationibus mehrmals macht, nämlich, dass kaum irgend jemand sich in einem absoluten Delirium befindet, d. h. in demselben durchaus vernunftwidrig denkt und handelt, sondern dass der Kranke **ursprünglich von einer falschen Vorstellung ausgeht**, und **daraus andere Folgerungen zieht**, welche, wenn auch nicht scharfsinnig und durchdacht, doch ganz bequem jener untergeordnet und mit ihr in Verbindung gebracht werden können. Er fehlt und irrt vornämlich nur darin, dass er bei keiner Sache gehörig verweilt, und den einzelnen Folgerungen daraus keine Aufmerksamkeit schenkt.*

*Einzelner, aus dem Zusammenhange gerissener Gegenstände, denen er nur eine kurze und flüchtige Betrachtung widmet, kann er dagegen auf eine der Wahrheit ziemlich entsprechende Weise sich bewusst werden. Diejenigen Delirien, welche sich auf eine grosse Lebensgefahr beziehen, muss man daher als solche anerkennen, welche einen bestimmten Grund und Zweck haben; solche dagegen, welche aus einem **grüblerischen Missbrauch der Phantasie und des Gedächtnisses** entspringen, lassen sich, wie die Erfahrung bezeugt, durch Zurückführung (des Gemüths) von jenen müssigen Träumen über fremde Dinge auf die nothwendigen Lebensbedingungen, zuweilen berichtigen. Nach dem, was über das Verhältnis der **melancholischen Delirien** zu einem mehr oder weniger behinderten Umlauf des Blutes gesagt worden ist, lässt sich leicht begreifen, dass sie sich verschlimmern müssen, wenn das Blut zu einem grösseren Volumen stark und schnell ausgedehnt wird. Dies geschieht nach **unmässigem Genuss geistiger Getränke,** theils nach dem langen **Einwirken der Sonnenhitze** auf die Atmosphäre, in welcher Beziehung die Sommermonate (die Hundstage) übel berüchtigt sind.*

*Mehr zur physischen, als zur medicinisch-pathologischen Aetiologie muss man den Umstand rechnen, dass sehr wilde Tobsüchtige nicht nur die Winterkälte wenig empfinden, sondern auch während derselben einen hohen Wärmegrad, ihres Körpers behalten. Denn das Gemüth ist der leisen Empfänglichkeit, gleichsam des leicht erzitternden leisen Gefühlsurtheils (aestimatio) verlustig gegangen, während eine anhaltend gereizte und energische Blutbewegung das Gefühl von Kälte geradezu verbannt. Da nun **das vornehmste Bestreben der Tobsüchtigen** im Allgemeinen dahin gerichtet ist, **sich gegen jeden Widerstand mit Kühnheit, Ungestüm und Kraft*** *zu sträuben*, und bei ihnen ausser dem anhaltend beschleunigten und verstärkten Pulse beobachtet wird, dass sie fast ununterbrochen sich zu Anstrengungen der willkührlichen Bewegung gedrungen fühlen; so ist es nicht zu verwundern, dass aus dem Zusammentreffen der sich gegenseitig erregenden Bewegungen des Blutes und der Muskeln eine so starke Erhitzung des Blutes und eine gleichmässige Vertheilung dieser Hitze im Körper hervorgeht.

Ungleich schwerer zu begreifen ist die Wirksamkeit des Wuthgiftes und der Wasserscheue, zu deren Erkenntniss als einer specifischen Form des Wahnsinns es nichts beiträgt, dass sie mit einem Fieber verbunden ist, und einen akuten und tödtlichen Charakter hat. Ich hege die Ueberzeugung, dass weder die Natur, noch die Kunst auf eine methodische Weise etwas dagegen ausrichten, und dass die Kunst nur durch Versuche Hülfsmittel entdecken kann. Dieser Gegenstand gehört daher durchaus nicht in die medicinische Theorie, sondern blos zum empirischen Wissen.'

Aus: Georg Ernst Stahl's ,Theorie der Heilkunde', Teil 3, Nosologie, von Karl Wilhelm Ideler, 1831

Psychodynamismus:
Beim Psychodynamismus geht es um ein Lebens- und Krankheitskonzept, das Anfang des 18. Jahrhunderts, wesentlich von Georg Ernst Stahl begründet wurde. Danach ist eine "irregeleitete" Seele Ursache für die Störung von Organfunktionen. Affekte wie Freude, Trauer, Zorn, Hoffnung, Liebe seien für Zustand und Funktionsfähigkeit der Organe bedeutsam.

Stahls "seelenbeeinflussende" Therapievorschläge werden als frühe Bemühungen um eine Psychotherapie gedeutet. Auch wenn ein William Battie Stahls Lehre kritisierte, wurden seine Gedanken später von Siegmund Freud und auch von C. G. Jung aufgegriffen und weiter entwickelt.

https://de.wikipedia.org/wiki/Psychodynamismus

Stahl beschäftigte sich auch mit der Melancholie sowie der Manie, insbesondere in seinem Werk ,**Der medizinische Hauptschlüssel**', 1752, Seite 73 ff. Darin beschreibt er die manische ,*Unsinnigkeit*' resp. ,*Raserey*' ursächlich sowohl als Verhexung durch einen Liebeszauber (,*Philtra*' , Liebestränke) oder aber auch als Werk des Teufels. Stahl meinte dazu, dass alles, was man nicht genau aus der Natur beschreiben und damit ursächlich begründen könne, man eben noch dem Teufel zuschreibe.

Bei den noch jungen Männern sah er in Bezug zur Manie einen Zusammenhang zur Tendenz zur Ejakulation resp. einem Überfluss des Samens. Daher seien ältere Männer von der Manie nicht mehr so stark befallen wie jüngere. Auch auf die weibliche Monatsblutung nahm Stahl Bezug, deren Folgen, falls sie ausbleibe, ebenfalls ein Auftreten eines ,*Furor uterinus*', eines ,Gebärmutter-Wahnsinns' sein könne.

Ursächlich stellte er das Auftreten einer Manie, resp. einer Unsinnigkeit und Raserei auch in einen Zusammenhang zu Sorgen und Bekümmernissen sowie in einen gewaltsamen und kaum zu stillenden Zorn, dem man nicht entfliehen könne.

In der Unterscheidung zur Melancholie beschrieb er die Manie mit dem Auftreten eines ‚hefftigen Furors' mit einer ‚ganz ungezäumten Kühnheit'. In der Melancholia jedoch treffe man oft eine ‚tieffsinnige Traurigkeit' an und eine ‚Furchtsamkeit'. Zudem mache die deutsche Sprache einen merklichen Unterschied in der Benamung, wobei die Melancholia die Schwermütigkeit genannt werde, die ‚Mania aber als Unsinnigkeit oder Raserey oder Tollheit betituliret' werde (S.73). Zudem plaudere der Maniekranke oft recht wunderliche, absurde und abenteuerliche Dinge aus seiner Phantasie.

Auch zeige der Maniekranke oft eine übernatürliche ‚Force' (Kraft), ‚dass sie alles, was sie nur ergreiffen oder erhaschen können, zerreissen, zuzerren, zerschmeissen, ja auch denjenigen Personen, welche um sie herum sind, und die Obsicht über sie haben, ohn Unterlass Leid zuzufügen trachten, und es auch sogleich in der That thun, dafern sie nur die Hände frei bekommen und um sich wacker herum schmeissen, oder ein Instrument, es mag nun solches bestehen worinnen es wolle, und wenn es auch ein Krug, Topf, eine Schüssel und so fort wäre, erwischen und selbige lädieren können.'

Stahls Ausführungen beweisen, dass im Umgang mit Manischen nicht zimperlich umgegangen wurde: ‚Prügelt man aber auf sie selbst los und schläget ihnen auch Löcher in den Kopff, oder verletzet sie sonst in dem Gesichte und anderen Leibes-Gliedmassen, so siehet man nicht eben, dass sie sich dieserhaben movireten und einigen sensum factae-laesionis hätten, wiewohl man hierbey nicht in Abrede seyn kann, dass die Ruthen, wenn sie mit solchen wacker gepeitscht werden, das allerheilsamste Remedium (Heilmittel A. d. A.) sind, welches selbige am ersten und besten fühlen.

Und dafern die Maniaci alle ihre Kleider von dem Leibe herunter gerissen und in ganz kleine Theilchen zerstücket haben, und vollkommen entblösset auf ihren Lager-Stellen liegen oder sitzen, so observiert man an ihnen nicht die geringste Schaam, ja auch nicht den mindesten Sensum der Kälte, dafern es vielleicht zu der Herbst- oder Winterszeit, oder auch sonst ihr Verhältnis ein sehr kaltes Gewölbe oder Käffterchen ist.' (Käfterchen, kleine Kammer)

Weiter beschrieb Stahl die Manischen als Personen, die wenig zum Schlaf neigen (inklinieren), sondern immerzu in einer rasenden und tollkühnen Wachsamkeit leben. Zudem zeigten sie einen guten Appetit und im Gesicht oft eine ‚rothe Couleur', die sie eigentlich gesund aussehen lasse.

‚Wenn sie etwan einmahl ganz alleine gelassen, jedoch aber auch sonst wohl verwahret werden; damit sie keinen Schaden thun können, so machen sie allerhand närrisches Zeug, sie plaudern vor sich absurde Dinge, sie singen, sie schreyen, sie lachen, jezuweilen aber schmälen **(zanken, streiten A. d. A.)** sie auch gar grausam, und stossen lästerliche Worte aus. (S. 75)'

Ebenso berichtete Stahl über die sexuelle Enthemmung solcher an der Manie Erkrankten: ,Und dafern vielleicht Spermatis Orgasmus die Occasion zu einem solchen Malo gegeben, so pflegen dergleichen Subjecta fast nach nichts mehr zu toben und zu rasen, als nach denen Weibspersonen. Man könnte allhier mit gutem Fug sagen, dass die rasende Venus über solche Subjecta herrsche, und ihr ganzes Herz mit einer gleichsam milden und brausenden Begierds-Unsinnigkeit gefesselt habe.'

Stahl meinte weiter, dass länger dauernde, maniforme Erkrankungen eine eher schlechte Heilung hätten, als solche kürzerer Dauer ,zumahl wenn man aus gewissen Circumstantiis **(Umständen A. d. A.)** muthmasset, dass eine Hexerey darhinter stecken müsse.' Dann müsse ein Medikus eine gute Wissenschaft resp. Kenntnis haben von einer Gegenhexerei, damit er das Böse mit Bösem vertreiben könne.

Auf Seite 76 beschrieb Stahl, dass sich die Manie in eine Depression umwandeln könne und umgekehrt. Die Wandlung eines manischen Zustandsbildes in eine Melancholie fand Stahl besser, zumal die Melancholischen nur an einer tiefen und gleichsam pressenden Traurigkeit litten, sowie an einer bangen und ängstlichen Furchtsamkeit. Die Maniker jedoch würden eine tolle, tobende und rasende Kühnheit und Frechheit zeigen.

Als Therapie der Manie erwähnte er den Aderlass, das Schröpfen oder das Setzen von Blutegeln. Danach war auch die Abgabe von Laxantien oder Purgier-Getränken angebracht. Selbst das Verzehren eines gekochten Hunde- oder Widdergehirnes empfahl er unter gewissen Umständen sowie auch pulverisierte Krebse.

Äusserlich empfahl er die Anwendung von ,camphoratus', Kampher, womit man die Schläfe und den Wirbel fleissig bestreichen solle. Diese manischen Leute solle man vermahnen, man drohe ihnen mit diesen und jenen Strafen. Zudem solle man ihnen keine hitzigen, scharfen und aromatischen Sachen zu geniessen geben, sondern man vorordne nur einen leichten und dünnen Trunk und setzte ihnen nur magere Speisen vor.

Man solle die Kranken nicht zu Zorn und Affekten ,reitzen' und mit dem Schlagen und Ruthen-Peitschen nehme man sich auch sehr wohl in Acht. Denn sowohl Ketten, Stricke, Stock (Baculum) und Ruthen helfen wenig, es könnte sich der Affekt sogar vermehren.

Abschliessend kann gesagt werden, dass Stahl einer der ersten war, der ein Krankheitskonzept aufbaute, welches die Seele (Anima) zur massgebenden Ursache von Krankheit und Gesundheit erhob, welches auch die Therapie danach ausrichtete.

Man kann seine Theorie nachlesen in seinem Hauptwerk: *Theoria medica vera, 1708.* Darin beschrieb er auf rund 1430 Seiten seine Theorie, die sich der mechanistischen Denkweise entgegenstellte. Leider sind Stahls Arbeiten sprunghaft und weitschweifig zu lesen, daher empfiehlt es sich, später erscheinende Bearbeitungen seines Werkes zu lesen, etwa Samuel Forbigers deutsche Version (1718) mit dem Titel: *,Der vernünfftige Medicus, in der Physiologie, Pathologie und Praxis nach des berühmten Herrn D. Stahls Methode.'*

Eine andere, gekürzte deutsche Ausgabe erschien 1802 von Wendelin Ruf und jene, die hier verwendet wurde, erschien im Jahre 1831 und wurde verfasst von Karl Wilhelm Ideler. Idelers Werk findet man im Internet.

Auf den folgenden Seiten ist noch ein von Axel W. Bauer verfasster Beitrag aufgeführt, der interessante Ausführungen enthält über das Therapiekonzept Stahls, welches in unserem Zusammenhang speziell interessiert.

Axel W. Bauer: *Georg Ernst Stahl*. In: Klassiker der Medizin. Hrsg. von Dietrich von Engelhardt und Fritz Hartmann. Bd. 1. Von Hippokrates bis Hufeland. Verlag C. H. Beck, München 1991, S. 190-201; 393-395; 439.

Relativ schlüssig ergeben sich die Folgen des eben geschilderten Krankheitskonzeptes, das der Medizinhistoriker Rothschuh als «Psychodynamismus» bezeichnet hat, für den Bereich der Therapie. Stahl geht von der Selbstheilungsfähigkeit des Körpers aus. Über die Bedeutung des «synergischen Prinzips» für die Heilkunde hat er sich bereits 1695 in seinem *Propempticon inaugurale de synergeia naturae in medendo*[16] geäußert: «Synergie nennen wir Ärzte jenen Vorgang im lebenden, jedoch erkrankten Menschen, bei dem Natur und Arznei zusammenwirken. Von Energie müßte man sprechen, wenn die Natur ohne ärztliches Zutun die Krankheit heilt.» Der Arzt soll mit der nötigen Vorsicht als «Mitarbeiter der Natur» die «Heilwege von Hindernissen befreien».

Stahl sieht seine Aufgabe darin, «Ärzte heranzubilden, nicht jedoch frivole, anmaßende, unbesonnene, verlogene und dreiste Empiriker, die dem Körper Roßkuren zumuten ohne Rücksicht auf die allgemeinen und besonderen Umstände, die die günstigen Bewegungen albern und verwegen unterdrücken, die die Natur statt der Krankheit bekämpfen, die dann noch Honorar dafür fordern, wenn die Kranken trotzdem dem Tod entrannen, zudem gar noch Lobes- und Dankesbezeugungen hören wollen, nachdem der Aufstand der Natur sie besiegt hat: Es gibt davon übergenug! Trägheit, Fabuliersucht und Possenspiel führen ihnen die Menge zu» (*De synergeia naturae*).[17]

«Roßkuren» und dramatische Eingriffe in den natürlichen Heilungsprozeß sind also von Stahl nicht zu erwarten; vielmehr vertritt er eine eher schonende und abwartende Behandlungsweise. Eine wichtige Rolle spielen dabei die diätetisch-hygienischen Maßnahmen; auch Aderlaß und Schröpfen werden empfohlen, um Blutüberschuß oder Verunreinigungen der Körpersäfte zu beseitigen. Dieser Neohippokratismus verbindet sich mit Stahls Pietismus zu einer eigentümlichen Mischung: In der pietistischen Vertiefung, in der Erlangung der besonderen Gnade Gottes erwirbt der Arzt den richtigen, sicheren, intuitiven Blick und kann nicht mehr irren. Deswegen bezeichnet für Stahl die *Theoria medica vera* die Vollendung der Heilkunst, denn es bleibt dem Arzt nur noch, die Theorie zu interpretieren und anzuwenden: Die «Unfehlbarkeit» verleiht dem Arzt in der Praxis eine außerordentliche Autorität gegenüber den Patienten.

Stahls Bedeutung für die Geschichte der Psychotherapie ist nicht zu unterschätzen, denn nach seiner Auffassung läßt sich die Seele durch sinnvolles ärztliches Handeln günstig beeinflussen. Damit wertet Stahl die «affectus animi» der Diätetik wieder auf. Er bemerkt zu diesem Thema: «Die Kenntnis des Einflusses der Leidenschaften auf die Erhaltungsbewegungen ist für den Arzt von ungemeinem Nutzen. Mäßige Leidenschaften, deren Objecte zwar mit einiger, aber nicht zu großer

Mühe errungen werden, beschäftigen die Seele auf eine angenehme Weise, und thun auch dem Körper wohl; sie erhalten die gute Ordnung und normale Stärke aller Erhaltungsbewegungen. Ist der Körper auf irgendeine Weise schon verletzt, so müssen die passenden Erhaltungsbewegungen mit der größten Genauigkeit und Sorgfalt angefangen, fortgeführt und vollendet werden. Hier sind Leidenschaften, bey welchen die Seele eigensinnig und ungestüm auf etwas anderes, als auf die so nothwendige frühe Beseitigung jener Verletzung hinzielet, äußerst nachtheilig. Sie verwirren die Ordnung, sie verrücken den Zweck, welchen alle Erhaltungsbewegungen haben sollten. Die Seele kehrt dabey meistens sehr schwer zu dem Standpuncte zurück, auf welchem sie die gehörige Ordnung und Zweckmäßigkeit der Erhaltungsbewegungen wieder herzustellen, und, ohne neue Verwirrung, unverändert fortzusetzen und zu vollenden standhaft und kraftvoll will und vermag.»[18]

Es wird deutlich, daß Stahls psychodynamische Krankheitstheorie in eine pragmatische, schonende therapeutische Praxis mündet, was angesichts der oft drastischen und dennoch nutzlosen Heilverfahren seiner ärztlichen Zeitgenossen als eine kluge Selbstbeschränkung angesehen werden darf. Der Hallenser Schule wird deswegen auch der «Expektationismus» genannte therapeutische Stil zugeschrieben, das abwartend Beobachten- und geduldig Warten-Können.

George Cheyne

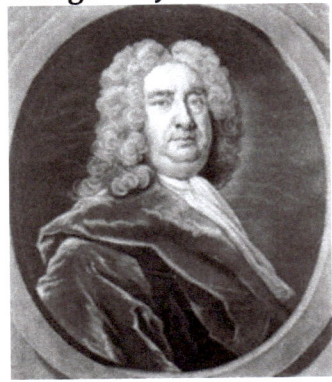

George Cheyne
Fotoherkunft: wikipedia

Arzt, Pionier der Psychologie und Sprechstundenpsychiatrie, Naturphilosoph, Mathematiker. Mitglied Royal Society.

Prakt. Arzt in der Kur- und Badeanstalt Bath ab 1718 mit Spezialgebiet ‚english malady'(der gehobenen Gesellschaft). Befürworter der vegetativen Ernährung, Theoretiker der Zivilisationskrankheiten.

Geboren: 00. M 1671, Aberdeenshire, Schottland
Gestorben: 13. April 1734, Bath

Aus: Wikipedia

Der Schottische Arzt George Cheyne war Naturphilosoph, Mathematiker und Vegetarier. Er gilt heute als Pionier der Psychologie und auch der ambulanten Sprechstundenpsychiatrie. Eines seiner gewichtigsten Werke hiess: ‚**The English**

Malady; *or, A Treatise of Nervous Diseases of All Kinds, as Spleen, Vapours, Lownes of Spirits, Hypochondracal and Hysterical Distempers'*, Dublin 1733.

Spleen meint im Englischen neben ‚Milz' auch die Ausdrücke: Fimmel, Tick sowie Marotte oder Schrulle und bezeichnet im Titelzusammenhang eine schrullig-nervöse Krankheit, die mit einem niedergedrückten Geist, Störungen des Temperamentes und hypochondrischen und hysterischen Zügen einhergeht. So in etwa könnte man die ‚english malady' umschreiben.

Die englische Krankheit, nicht zu verwechseln mit der Vitamin D-Mangel-Erkrankung ‚Rachitis', die ebenfalls so genannt wird und bei der es um einen gestörten Einbau von Mineralstoffen in die Knochen geht,die zu körperlichen Missbildungen (Wirbelsäule und Beine) führt, bezeichnet sie hier - im Zusammenhang um Cheyne - jedoch die **Neurasthenie** (ICD-10, F48).

Sie wird auch als **Nervenschwäche** bezeichnet (Asthenie = Schwäche) und meint eine **psychische Störung (Psychoneurose)**, die heute nicht mehr diagnostiziert wird, übernahmen doch andere Krankheitsbilder wie die Depression oder das Burn-out-Syndrom, das ‚**chronisches Erschöpfungs-Syndrom**', bzw. ‚**chronic fatigue syndrom**' und manchmal auch der ‚**Boreout-Syndrom**', auf gut Deutsch das ‚**Ausgelangweilt-Sein-Syndrom**', die modernere Bezeichnung für diese Diagnose.

Da der *englischen malady* damals kein Stigma einer psychischen Störung anhaftete, kaschiert der Begriff auch heute noch hin und wieder die Diagnose Schizophrenie oder bezeichnet andere schwere psychische Störungen.

> **Neurasthenie:** (Bornout)
> Nach ICD-10 anhaltendes und quälendes Erschöpfungsgefühl nach geistiger Anstrengung oder quälende Müdigkeit und Schwäche nach geringer körperlicher Anstrengung. Ausserdem treten Muskel- oder Kopfschmerzen, Reizbarkeit, Ängstlichkeit, Freudlosigkeit, Reizbarkeit, Impotenz, Konzentrations- und Schlafstörungen auf. Neurasthenie wird im DSM nicht definiert, sondern als atypische Form von Depression verstanden.

Eine weitere Begleit- resp. Differenzialdiagnose aus heutiger Sicht wäre etwa das **metabolische Syndrom**, welches oft auch ein Wohlstandssyndrom ist, das einhergeht (damals wie heute) mit einem Zusammentreffen mehrerer Risikofaktoren für Herz-Kreislauf-Erkrankungen und Diabetes. Symptome sind Übergewicht (Fettleibigkeit), maligne Fettwerte im Blut gepaart mit einem hohen Blutzucker und Bluthochdruck und Atemnot bei körperlicher Anstrengung.

Auch im nachfolgenden 19. Jahrhundert war die english malady resp. die Neurasthenie praktisch nur eine **Modekrankheit der gehobenen Gesellschaft**, in der sich Cheyne bereits zu seiner Zeit selbst jahrelang bewegte. Wirklich war er Mitglied der Royal Society und therapierte im Badekurort Bath die Symptome einer überfressenen und bewegungsarmen englischen Oberklasse, der Aristokratie. In dieser gehobenen Adelsklasse hatte das Irresein keinen Platz, daher kreierte Cheyne den ablenkenden Begriff der ‚Nervenleiden‘ und erklärte, dass es sich bei dieser Krankheit und eine Erkrankung der Nerven selbst handelte. Somit war die Krankheit organisch bedingt und entzog sich der Kontrolle durch den Verstand vollends.

Bath war eine gehobene, gepflegt vornehme Kur- und Badestadt im Südwesten Englands, deren heisse Quellen man bereits vor dem Einmarsch der Römer kannte. Der Badeort gehörte damals zu einem wichtigen Zentrum des feinen gesellschaftlichen Lebens wohlhabender Briten.

In seinem Werk ‚*The englisch malady*‘, 1733, stellte er sozusagen seinen eigenen ‚Fall‘ dar unter dem Titel: ‚*The CASE of the Autor*‘ (S. 325 – 364) und schrieb immerhin rund 40 Seiten innerhalb einer Zeitspanne von mehr als 20 Jahren.

Darin erklärte Cheyne seinen **hedonistischen Lebensstil** in London, der im Jahre 1705, im jungen Alter von nur 34 Jahren zu einem physischen Zusammenbruch führte. Zuerst verspürte er eine Art herbstlich-intermittierendes Fieber, dann gesellten sich weitere, konstante Symptome dazu: Kopfschmerzen, Schwindel, Niedergeschlagenheit, Angst und Terror, aber auch krampfartige Symptome, sog ‚*vertiginous Paroxysms*‘, die möglicherweise Vorboten eines Schlaganfalles oder eines Herzinfarktes waren. Mit dem Ausdruck ‚Terror‘ benannte er vermutlich folgende Synonyme: Aufregung, Entsetzen, Grauen, Schrecken, Unruhe, welche man zusammen als als ängstlich-hysterische Reaktion interpretieren kann.

‚Aber im nächsten Herbst wurde ich plötzlich von einem **schwindelerregenden Paroxysmus** *(Anfall A. d. A.) heimgesucht, der so extrem fürchterlich und schrecklich war, dass ich mich einem Anfall einer Apoplexie näherte, und ich war gezwungen, mich an den Pfosten meines Bettes festzuhalten, aus Angst, herauszufallen (S. 327),‘*

Er verordnete sich nach einer Konsultation bei einem anderen Arzt sozusagen selbst einen geruhsamen Aufenthalt auf dem Lande, der eine Besserung seines physischen und psychischen Zustandes herbeiführen und ebenso auch jene melancholischen Momente (Depressionen) vertreiben sollte, die ihn seit seinem Kollaps begleiteten.

Überzeugt gab er sich freiwillig vielfältigen diätetischen Massnahmen hin, die in einer vegetarischen Kost, in Milchprodukten und in einem radikalen Verzicht auf Alkohol und Fleisch bestanden. Durch diese Änderung seiner Lebens- und Ernährungsgewohnheiten nahm er stark ab (,Mein Körper schmolz sozusagen wie ein Schneeball im Sommer weg, Seite 330'). Zudem bewegte er sich mehr und ging nun wieder freudvoll seiner Arbeit nach.

In einer zweiten Kurphase dann folgten Meditationen und Reflexionen innerhalb der Lektüre einer christlich-mystischen Literatur, die einen speziellen spirituellen Zustand und ein Umdenken in Cheyne nach sich zogen. Er bezog seine Krankheit nun auf eine spirituelle (geistige) Krise, die ihn zur Überfettung und Bewegungsarmut geführt und eben diese speziellen Krankheitssymptome, unter der er litt, hervorgebracht hatten.

Seine Bekehrung erfolgte demzufolge auf spirituellem Niveau, die ihn nun zu einem anderen, gesünderen Leben hinführte, welches er als das glückseligere Leben empfand. Sein Buch liest sich daher stellenweise auch wie eine Bekehrungs- oder Bekenntnisschrift.

Für Cheyne war das Laster der Völlerei (übrigens eine biblische Todsünde) verantwortlich für seine Krankheit und dieses Laster gründete auf seiner moralischen Unvollkommenheit. Aber seine durchgemachte Krankheit sah er als notwendiges Übel zur Vervollkommnung des Menschen, quasi als Bedingung zur Bildung eines besseren und höheren eigenen Selbst an. Schmerz, Bestrafung und Leiden seien ein natürliches, mechanisches Mittel zur Sühne, zur Reinigung und zur Perfektion, meinte schliesslich bereits Paracelsus. So sah es nun auch Cheyne.

Als überzeugter diätetischer Arzt wechselte er 1719 seine Praxis und zog nach Bath. Dort behandelte er vorwiegend prominente Gäste, wie etwa ein David Hume. Er praktizierte recht erfolgreich, war ihm doch die Anerkennung seiner früher veröffentlichten mathematisch-medizinischen Schriften um Newtons Theorien herum noch gründlich missglückt. Aber nun bewegte er sich in höherer Gesellschaft, propagierte in ihr seine Ideen quasi als **Theoretiker von Zivilisationskrankheiten** und fand in ihr schnell Gefallen und Anerkennung und wurde ein weitum bekannter und anerkannter Arzt, der auch private Therapien quasi ambulant in den Wohnhäusern seiner Klientel durchführte. Diese neue Praxistätigkeit könnte man heute als eine Vorstufe einer ambulanten Psychotherapie interpretieren.

Obwohl er um die Jahre 1723/25 einige heftige Rückfälle mit Fieber- und Gicht-attacken, Geschwürbildungen, einer Wundrose und depressiven Zuständen er-lebte, vermochte er mit seiner vom Ruch der Verrücktheit entlastenden Diagnose, der ‚*english malady*‘, etliche psychisch Kranke aus der Oberschicht Englands ‚reinzu-waschen‘. Denn exakt mit dieser Diagnosestellung wurden diese nun nicht mehr als ‚Verrückte‘, sondern eher als ‚Nervöse‘ angesehen.

Denn mit der Hinwendung zur diätetischen Therapie erfolgte auch ein psycho-therapeutische Aufforderung, wenn Cheyne einem seiner Patienten ans Herz legte: ‚*You must go through your State of Purification, in Body as well as soul, before you can enter on the Land of Promise*‘. (Sie müssen ihren Reinigungszustand sowohl im Körper als auch in der Seele durchlaufen, bevor sie das Land der Verheissung betreten können). Man musste zuerst also innerlich neu geboren werden, bevor die kör-perliche Gesundung erfolgte. (Erfahrung seiner eigenen Bekehrung und Wieder-geburt).

Im Jahre 1725 veröffentlichte er dann ein anderes Hauptwerk ‚An Essay on Health and Long Life‘. Es machte Furore und wurde weitum bekannt. Darin empfahl und pries er die **Vorzüge des Vegetarismus** und der **Abstinenz von Alkohol** sowie der **täglichen körperlichen Ertüchtigung**. Sein Werk brachte ihm unter seinen Ärzte-kollegen den Spitznamen ‚Dr. Diet‘ ein. Cheyne verordnete bittere Getränke, pflanzliche Öle, aber auch Quecksilber-Kuren, dazu leichte vegetarische Kost und viel Bewegung in der freien Natur.

Seinen Patienten unterstellte er eine Nervosität (Krankheit der Nerven), empfahl ihnen als Therapie die Abkehr von ihrem Reiz überflutenden Stadtlebensstil, sowie aus dem bisherigen rastlosen Alltagsleben zu entfliehen. Darin enthalten waren eine Entsagung von übermässigen Genüssen und das Verlassen von unruhigen, meist städtischen Gegenden. Er pries das ruhige Hirtenleben auf dem Lande, län-gere Aufenthalte in englischen Gärten und naturnahe Sportarten wie Jagen, Fisch-en und Reiten. Und ebenso wichtig: ein vegetarisches Essen und viel Bewegung (gegen die Adipositas).

Cheyne war das bekannte Werk von **Bernard Mandeville**, die Abhandlung über die Hypochondrie und Hysterie (Erscheinungsjahr 1711) sehr wohl bekannt. Darauf baute er seine ärztlichen Theorien auf und erreichte, dass nun psychische Krank-heiten eine gesellschaftliche Akzeptanz, vor allem in höheren Volksschichten, erfuhren. Damit wurde er zum Vorreiter des Begriffes ‚Neurasthenie‘.

Sein ‚*A Treatise of Hypo-
chondriack and Hysterick
Passions*' reflektierte Hypo-
chondrien und das Funktionieren des menschlichen
Geistes und beleuchtet zugleich die heilungsvolle Beziehung zwischen Patienten
und Arzt. Das Werk besteht aus drei Dialogen zwischen einem Arzt und zwei
seiner Patienten und demonstriert die **heilende Kraft des Gespräches**. Auch
Mandeville versuchte dadurch, seine eigene Heilung (von der Hypochondrie und
Hysterie) aufzuzeigen, die aus einer ‚Gesprächskur' sowie aus diätetischen Massnahmen und viel Bewegung in freier Natur bestand.

Später übernahmen Breuer und Freud diese heilende Kraft des Zwiegespräches
zwischen Arzt und Patienten und entwickelten sie weiter.

Cheyne propagierte entschieden das Trinken von Milch, quasi als **Milchkur**. Milch
wurde gemäss humoralpathologischer Überlegungen eine kühlende und auch ab-
führende Qualität zugeschrieben und diese Eigenschaften schienen damals in der
Bevölkerung geeignet, die typischen Folgen der falschen Ernährungsweise der be-
güterten Oberschicht zu korrigieren. Durch wohlhabende und einflussreiche
Bürger Englands propagiert, verbreitete sich seine Milchkur-Theorie schnell in Europa und machte Furore.

Seine Milchkur verbot jeden grösseren Fleischkonsum, animierte zur Ernährung
mit Getreide, Brot, Gemüse und Obst. Gepaart mit täglicher Bewegung war seine
Therapie wahrlich kein schlechtes Rezept für eine gute Gesundheit und als Mass-
nahme gegen Fettleibigkeit.

Man könnte Cheyne von seiner Erscheinung her und für seine Zeit als modischen
Arzt bezeichnen, der an einer Erneuerung der hippokratischen Medizin anknüpfte.
Gesundheit war für ihn ein Gleichgewicht fester und flüssiger Anteile im Körper,
die möglichst reibungslos in ihm zirkulieren sollten. Dazu dienten verschiedene
diätetische Massnahmen und bestimmte Verhaltensmassnahmen. Es galt für das
Leben und den täglichen Lebensvollzug ein gesundes, ausgeglichenes Mass zu
finden, welches seiner Beurteilung nach in der oberen und auf Genuss orientierten
britischen Gesellschaftsschicht verloren gegangen war.

Die in den aristokratischen und bürgerlichen Milieus herrschenden charakteristischen masslosen Lebensbedingungen waren für Cheyne also Auslöser für die verschiedenen nervösen Krankheitsbilder, die er um sich und auch an sich beobachten konnte (sozialpsychiatrische Ausrichtung seiner Tätigkeit). Die einstige Melancholie, die humoralpathologisch und aus der Typologie der Temperamentlehre begründet wurde, ging nun, bereits früher angestossen durch Thomas Willis und Thomas Sydenham, in das diffuse Erscheinungsbild der Hypochondrie über.

Aber diesmal wurde die Hypochondrie nicht mehr an bestimmte Organe (Milz) gebunden, sondern wurde begründet aus einer Störung des dynamischen Bewegungsablaufes der Körpersubstanzen. Nun aber näherte sich die Hypochondrie dem Krankheitsbild der Hysterie an, die auch nicht mehr an die Gebärmutter gebunden blieb und doch betrachtete man diese beiden Krankheitsbilder weiterhin eines somatischen Ursprungs.

Aber mit dem Aufblühen des Animismusgedankens wurden diese Krankheitsbilder nun nicht mehr allein als somatische Störungen begriffen, sondern ihnen auch die Möglichkeit einer Irritation der Nerven zugeschrieben. Und mit der ursächlichen Begründung im Nervensystem kamen nun seelische Momente hinzu, wie etwa Einbildung, Leidenschaften und Affekte, die man beim Krankheitsbild der Hysterie immer wieder beobachten konnte.

Cheyne versuchte quasi die mechanistischen Vorstellungen und Ideen mit dem animistischen zu vereinen, wobei man dies in der Wissenschaft noch lange für unvereinbar ansah. Aber seiner Theorie der Zivilisationskrankheiten unterlagen auch nervenphysiologische und milieutheoretische Konzepte, die quasi zwischen Körperlichem, Geistigen und dem Moralmilieu eine Verbindung herzustellen imstande waren. Dies vermochte die alte theologische und humoralpathologische Vorstellung über das Wesen der Melancholie und Hypochondrie abzulösen und führte hinüber in die Vorstellungen einer seelisch begründeten Hysterie mit moralischen Hintergründen.

Dieser Umstand mag dazu geführt haben, dass in Zukunft modernere Wissenschaftler sich des Themas der Hysterie annahmen, wie etwa Pinel, Charcot, Breuer und Freud.

THE

𝔈𝔫𝔤𝔩𝔦𝔰𝔥 𝔐𝔞𝔩𝔞𝔡𝔶:

OR, A

TREATISE

OF

Nervous Diseases of all Kinds,

AS

Spleen, Vapours, Lowness of Spirits,
Hypochondriacal, and Hysterical
Distempers, &c.

In THREE PARTS.

PART I. Of the Nature and Cause of Nervous
Distempers.
PART II. Of the Cure of Nervous Distempers.
PART III. Variety of Cases that illustrate and
confirm the Method of Cure.

With the AUTHOR'S *own* CASE *at large.*

————Facilis descensus Averni,
Sed revocare Gradum, superasque evadere ad Auras,
Hic Labor, *hoc* Opus est. *Pauci quos Æquus amavit,*
Jupiter, *aut ardens evexit ad Æthera* Virtus
Dis Geniti potuere———   VIRG.

By *GEORGE* CHEYNE, M. D.
Fellow of the *College of Physicians* at *Edinburg,* and *F. R. S.*

LONDON:

Printed for G. STRAHAN in *Cornhill,* and
J. LEAKE at *Bath.* M.DCC.XXXIII.

William Battie

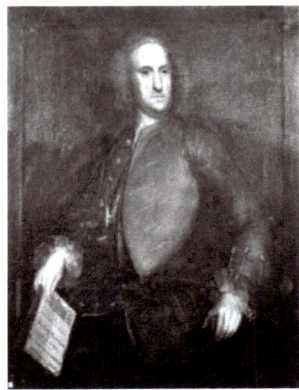

William Battie (mad-doctor)
Englischer Mediziner, Irrenarzt, Philologe

Schrieb das erste Lehrbuch für Psychiatrie mit dem Namen:
‚Treatise on Madness' 1758.

Betrieb mehrere private Einrichtungen für psychisch Kranke
in London und forderte für sie eine humanere Behandlung
und Versorgung. (Behandlungskonzept von care zur cure).
Unterrichtete Studenten in psychiatrischer Praxis.
Begründer der Psychiatrie!

Geboren: 1. Sept. 1703, Modbury, Devonshire
Gestorben: 13. JJuni 1776, London

Aus: Wikipedia

Bedlam und William Battie
(Betlehem Royal Hospital, urspr. Priory of St. Mary of Bethlem)
Eine sehr alte und bemerkenswerte Einrichtung für psychisch Kranke war früh im
Mittelalter das **Bethlem Royal Hospital in London**, kurz als Bedlam bezeichnet.
Der Ausdruck ‚*bedlam*' meint noch heute im englischen Sprachgebrauch ‚Tollhaus',
Irrenhaus' und synonym dazu ‚chaotisch, tumultuös, verrückt, wahnsinnig, toll,
durcheinander, verwirrt, konfus', obschon das Wort ursprünglich eigentlich Be-
thlehem meinte.

Im Englischen kennt man noch heute die Ausdrücke ‚*completely bedlam*' (=völlig
verrückt), ‚*bedlam life*' (verrücktes Leben), ‚*bedlam madness*' (toller Wahnsinn) und
‚*bedlam mind*' (verwirrter Geist). Für ‚Tumult brach aus', beispielsweise im Britischen Unterhaus, gebrauchten die Engländer: ‚*Bedlam broke loose*'!

Im Britischen Unterhaus ging es auch wie in einem Bedlam zu und her, als die ge-
gensätzlichen Parteien innerhalb der verhängnisvollen Brexit-Thematik mit wirren
Zwischenrufen aufeinander eindreschten. Erinnert sei des Mister Speakers, der mit
seinem berühmten ‚Order!' mahnend in die Menge krakeelte. Die Verhandlung
über das Austrittsvorgehen Grossbritaniens aus der EU in den Jahren 2017 – 2019
hörte sich streckenweise tumultuös und eben bedlam an. Das Unterhaus war ein
Tollhaus geworden. Die Konfusionen wegen des beschlossenen Austritts aus der
Europäischen Union jedenfalls waren eklatant und der Wahnsinn schien allerorts
um sich zu greifen.

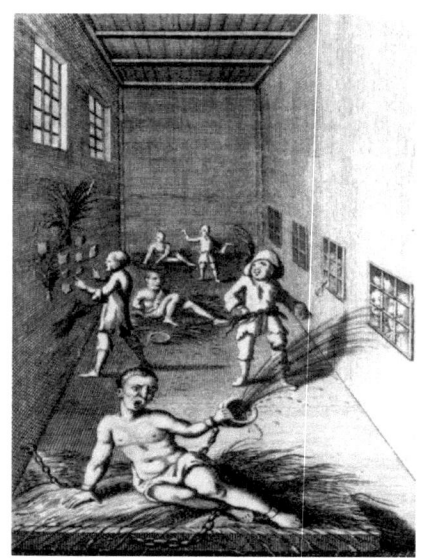

Die ursprüngliche Gründungsbestimmung von Bedlam war das Betteln und Eintreiben von Almosen (Ablasseintreibungen) zur Finanzierung der Kirche. 1247 wurde ein Armenhaus eröffnet. Um 1330 beherbergte es auch Obdachlose, Arme und Gesinde. Bereits 1357 folgten die ersten Verrückten. Im Jahre 1547 geriet Bedlam unter die Kontrolle der Stadt London.

Bild: Wiliam Hogarth, 1735, Asylum of St. Mary of Bethlehem

Nebst Huren, Verbrechern und Mördern nahm man im Jahre 1357 auch Patienten mit einer psychischen Erkrankung auf. Somit galt Bedlam als eines der ersten Irrenhäuser. Die Zahl der Irren in Bedlam stieg stetig an. Die Schwierigsten und Gefährlichsten wurden angekettet und gefesselt, schlecht bis katastrophal versorgt, ohne Arzt und ohne Pflege sich selber überlassen. Die Unterbringung muss man sich drakonisch, spartanisch, hart und unmenschlich vorstellen. Die Kranken wurden täglich drangsaliert, gepeitscht, mit Schlägen und Fusstritten versehen, geboxt und gedemütigt. Die Verrückten lagerten oder vegetierten auf Stroh, lagen teils in ihren eigenen Exkrementen und stanken fürchterlich, waren oft von Geschwüren und Druckstellen übersät.

Die Ernährung dieser rechtlosen Eingekerkerten war äusserst mangelhaft, nicht einmal das Nötigste war vorhanden. Die knappe Ernährung sah man als therapeutisch an, als eine Art von Diät, die eine psychische Verbesserung einleiten und bewirken sollte (Humoraltherapie).

Aber auch Korruption war Schuld an der katastrophalen Versorgung der Insassen. Die eingewiesenen Irren, Huren und Schwerstverbrecher, die notabene in denselben Räumen hausen mussten, blieben dort über Jahre, ja Jahrzehnte, siechten bald halb verhungert und abgemagert ein erbärmliches Leben. Viele von ihnen verliessen diese düsteren Mauern erst nach ihrem Tod. Im Bedlam mussten in gewissen Zeiten schreckliche bauliche und organisatorische Zustände geherrscht haben. Der einst prächtige Bau liess man verwahrlosen, er fiel mit der Zeit zusehends in sich zusammen.

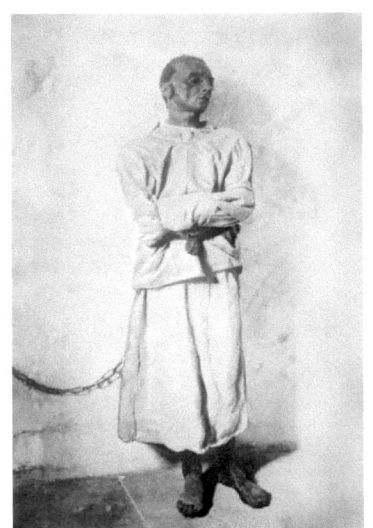

Auch gefährliche Irre, die in ihrer Geisteskrankheit ein schweres Verbrechen begangen hatten, wurden im Bedlam eingekerkert. Ab 1786 internierte man diese Kranken dann in einer besonderen Abteilung von Bedlam, die sie aber nur mit der Zustimmung des englischen ‚Lord-Kanzlers' wieder verlassen konnten. Obiges Bild zeigt einen solchen Schwerstkranken.

Auch wenn nun Bedlam eines der ältesten psychiatrischen Krankenhäuser war mit der Internierung von psychisch Kranken bereits seit dem Jahre 1357, darf man sich nun dieses Haus weder als Psychiatrie, noch als psychiatrische Disziplin in unserem Sinne vorstellen. Noch immer galten in vordersten Front die Prämissen der Verwahrung (Care) und des Ausschlusses (Exclusion) von Geisteskranken. Lange Zeit betrat kein Arzt das Haus und die oft angeketteten Insassen vegetierten sich selbst überlassen vor sich hin.

Später waren dann aber Ärzte zugegen, so um die Jahre 1740 herum, als der Arzt und Psychiater (genannt Mad-Doctor) **William Battie** (1703-1776) das Bedlam betrat und darin rund 8 Jahre lang (!) Studien trieb und die Irren intramural beobachtete. Er war zwar im Bedlam direkt nie praktizierender Arzt, aber er versuchte mit einem **Gegenentwurf zum Bedlam** ein eigenes, fortschrittlicheres und **privates Mad-House** auf die Beine zu stellen, was ihm schliesslich 1751 zusammen mit einigen Freunden gelang. Es war das privat aufgestellte **St. Luke's Hospital in London**.

Im Gegensatz zu St. Luk's kannte man im Bedlam zu dieser Zeit noch die **öffentliche Irrenschau**. Sie war ein Sonntagsvergnügen und Spektakel für die gehobene englische Gesellschaftsschicht, wo sich Begüterte und Reiche Londoner mit ihren Hofdamen gegen geringe Bezahlung die tobenden, jedoch angeketteten Irren vorführen liessen um sich an ihnen zu belustigen.

Auch kannte man in Bedlam neben der öffentlichen Irrenschau noch den unseligen **jährlichen Frühjahrsaderlass**. Ein Überbleibsel des auf Galen bezogenen Medizinkonzeptes, das den Irren keine wirkliche Linderung brachte.

Zudem war man der Meinung, Geisteskranke seien (auf der Stufe) wilder Tiere und solche wurden wie in Zoos streng gezähmt in Käfigen gehalten und von gesunden Menschen ferngehalten. Man kannte für sie die verschiedensten Schocktherapien, kannte Fesselungs- und Zwangsinstrumente. Medizinisch wandte man neben dem Aderlass, der nichts brachte, auch Abführ- und Brechkuren an, die die Betroffenen schwächten und vor allem bestrafend disziplinierten.

Grundsätzlich anders verhielt es sich im neu errichteten St. Luke's-Hospital. Hier versuchte man - im Gegensatz zu Bedlam - eine Art von strukturiertem Management. Man wagte einen ersten **Versuch von Therapiegemeinschaft** und inszenierte eine frühe Art von **Milieutherapie** zwischen den Kranken und dem Personal.

Im St. Luke ersetzte man nun das ‚care' durch das ‚cure', also das reine Versorgen und Verwahren von Geisteskrüppeln in dunklen Mauern, durch das Behandeln und Therapieren von Seelenkranken in lichten Räumen bei besserer Pflege und Ernährung. Dass erforderte jedoch eine Qualifizierung des ‚Wartungspersonals' sowie ein Studium der Ärzteschaft. Battie nahm beides an die Hand! Nun wurden ärztliche Studenten im St. Luke zugelassen, die sich der Insassen annahmen. Die ‚öffentliche Irrenschau' wurde fortan als unmenschlich abgelehnt.

Dieses ‚strukturierte Management', welches Battie einführte, war im Grunde genommen nichts anderes, als eine Diagnosestellung vor der Einweisung, dann die Einweisung und im St. Luke dann eine dem Kranken möglichst angepasste, individuelle Behandlung. Das Management bestand also in einem engen Kontakt zum Patienten unter menschenwürdigeren Bedingungen. Die Devise lautete: Wahnsinn ist behandelbar!

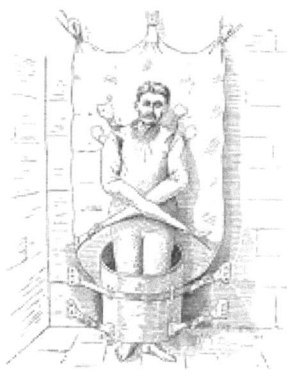
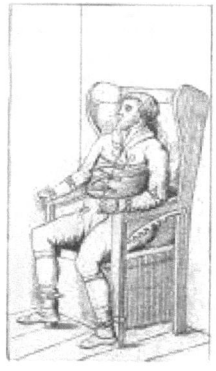

Zudem war Battie überzeugt, dass unter guten Bedingungen eine Irrenanstalt wie eine geschützte Umgebung für die Patienten sein konnten. Somit war eine schützende Umgebung innerhalb des Hospitals dem Kranken dienlich und hatte die Genesung zu fördern. Die bisherige Verwahranstalt wurde zur Heilanstalt umfunktioniert.

Das erste **Psychiatriebuch** Batties ‚**A Treatise on Madness**', welches erstmals im Jahre 1758 erschien und als erstes Psychiatriebuch übehaupt gilt, ist noch heute in Buchhandlungen zu erstehen. Es löste Fragen und Meinungsverschiedenheiten zur Behandlung von Wahnsinn in den Einrichtungen und in der Öffentlichkeit aus.

Es gliederte sich in 12 Abschnitte:

Abschnitt 1
Die Definition von Wahnsinn

Abschnitt 2
Der Sitz der natürlichen Empfindung

Abschnitt 3
Die vermeintlichen Ursachen der natürlichen Empfindung

Abschnitt 4
Die wirklichen Ursachen der natürlichen Empfindung

Abschnitt 5
Die Heilsame Wirkung der natürlichen Empfindung

Abschnitt 6
Die Ursachen und Auswirkungen der Angst und Gleichgültigkeit, zwei Arten der Empfindung gestört hart, nicht irreführend

Abschnitt 7
Die Ursachen des Wahnsinns

Abschnitt 8
Die Ursachen des Wahnsinns

Abschnitt 9
Die Diagnostischen Zeichen des Ursprünglichen und Folgeschäden Wahnsinn und die sich daraus ergebenden Prognostischen

Abschnitt 10
Die Therapie und Heilung von Wahnsinn

Abschnitt 11
Die Heilung des Wahnsinns

Abschnitt 12
Die Heilung der Symptome und Folgen von Wahnsinn, und einige Beobachtungen auf das Ganze

Battie stellte darin fest, dass ein gewisser Anteil der Irren einen erblichen Hintergrund hatte, einen weiteren Anteil jedoch betrachtete er als erworben oder als Folge gewisser Ereignisse. Sie hatten offenbar eine weit günstigere Prognose. Diese Patienten betrachtete er als behandelbar, jedoch nicht mit nutzlosen mechanischen Therapien, auch nicht mit nutzloser Medizin oder Chirurgie. Besser wäre eine gute Führung resp. ein enger und freundschaftlicher Umgang mit den Kranken.

Ein Arzt aus dem Bedlam jedoch, ein gewisser **John Monro** (auch Munro) stellte Batties Grundsätze (die im Treatise on Madness formuliert waren) vehement in Frage und bemühte sich, allen Behauptungen seines Widersachers zu entkräften. Aber genau damit kam nun Bewegung in die verrostete Psychiatrielandschaft mit ihrer therapeutischen Stagnation und professionellen Apathie.

Batties Buch ‚A Treatise on Madness' schlug eine Art von Milieutherapie auf sensualistischer Grundlage, auf eine die Sinneswahrnehmungen (Locke!) betreffende Grundlage vor. Battie erklärte den Wahnsinn nicht als Störung des Verstandes, wie es damals im Volksmund hiess und es noch heute heisst, in dem man der Meinung war, der Geisteskranke habe seinen Verstand verloren. Sondern Battie behauptete, es handele sich eben nicht um eine solche, sondern um eine **Störung der menschlichen Sinne** (Sensualismus, Erkenntnis resp. Krankheit ist auf die Sinneswahrnehmung zurückzuführen), insbesondere um eine widernatürliche und **falsche Wahrnehmung der Objekte** durch (kranke, unechte, unrichtige, getäuschte) Sinne. Diese Meinung war im Sinne eines John Locke!

Das Problem des Wahnsinns liege in den (falschen oder falsch verarbeiteten) Sinneswahrnehmungen des Betroffenen. Er spielte auf beschädigte Nervenreizleitungen mit einer primären Belastung des Nervenmarks an.

Generell unterschied Battie zweierlei Formen des Wahnsinns (Heredität):
Erstens jenen Wahnsinn, der von einem beschädigten Inneren herrühre, also durch **defekte Nerven** (Nervensystem), durch eine pathologischen Nervensubstanz und somit durch **Vererbung** resp. **inneren Einflüssen** entstand (**original madness**). In ihnen sah er wenig Hoffnung auf eine Heilung.

Zweitens jenen Wahnsinn, der durch **äussere Einflüsse** entstanden war, also etwa durch ein **Schädel-Hirn-Traum**, einen **Sonnenstich**, durch **Fieber**, durch **Epilepsie**, durch **Müssiggang** oder auch durch **heftige Affekte** oder auch aufgrund eines **schwierigen Geburtsvorganges** (**consequential madness**). Diese zweite Gruppe war für Battie eher heilbar, die erstere weniger. Er machte sich somit bereits wichtige Gedanken zur Kausalität des Wahnsinns. (Psychiker vs. Somatiker)

Äussere resp. entferntere (Ausschluss der Vererbung) Ursachen sah Battie nicht bloss in somatischen, sondern auch in psychisch-moralischen: Müssiggang, aber auch **Leidenschaften, Bewegungsarmut, Faulheit, Völlerei** und in der langdauernden **Konzentration des Geistes** auf ein Objekt. Sie waren Battie gemäss für den Irrsinn verantwortlich.

Ein Heilungskonzept, eine Heilungsrichtung liess sich bei diesen Ursächlichkeiten durchaus bereits ableiten: therapeutisch war der Irrsinn nach Battie heilbar durch den Ausschluss der sie bedingenden Ursachen. Also Ausschluss von Müssiggang durch Arbeit und Fleiss, Leidenschaft durch Leidenschaftslosigkeit, Bewegungsarmut durch Bewegung resp. Leibesübungen, Faulheit durch Unternehmungslust, Völlerei durch gesundes Ernährungsverhalten und pathologische Konzentration des Geistes auf ein Objekt durch Entspannung und Ablenkung. Das Problem enthielt die Lösung. Diese ‚moralische Behandlung' innerhalb eines therapeutischen Milieus sah Battie als neue Behandlungsform. Battie: ‚Management did much more than medicine'.

Nebst der Möglichkeit einer Spontanheilung sah Battie jedoch auch die Gefahr der Gewohnheitsbildung. Und diese musste vermieden werden und daher galt es möglichst schnell zu handeln.

Bedlam schien gemäss seiner Strukturen daher besonders geeignet, sich der ersten Gruppe der ‚originären' Wahnsinnigen anzunehmen. Alles sprach für eine intramurale Verwahrung und Aussonderung aus de Gesellschaft ohne jede Therapie. St. Luke's Hospital hingegen nahm vorzugsweise jene Kranken der zweiten Gruppe auf, um sie versuchsweise zu therapieren. Dazu gehörten zwar auch ärmere und bedürftigere Menschen wie in Bedlam, doch im St. Luke's wurden gerne Gut betuchte aus höheren gesellschaftlichen Kreisen aufgenommen.

In ‚A Treatise on Madness' klang einer erstes, neues Konzept an, welchem Battie den Namen **moral management** gab. Es bestand zum einen in der Überzeugung, dass ein Hospital nicht nur gebaut werden durfte, um darin die Kranken von der Gesellschaft abzusondern, quasi um sie wie wilde Tiere in einer dunklen Kerkerhaltung von sich selber und vor anderen zu schützen, sondern, dass ein Spital auch die Funktion habe, die Kranken vor übermässigen Reizen zu schützen (**Reizabschirmung**). Zudem habe ein Spital auch die Aufgabe des Heilungsversuches von Kranken innerhalb eines fürsorglichen Rahmens zu erfüllen.

Dieser Gedanke war damals denn doch recht neu und erforderte ein ruhiges, sauberes Milieu um den Patienten herum, frischer Luft, helle Räume, gutes Essen, wenig Drangsal und kaum ‚Retraite', dafür aber Stille und Besinnung. Denn dies, so die Vorstellung von Battie, würde den pathogenen Druck auf die Nervenzellen und Fasern mindern und zur Beruhigung führen. Eine medikamentöse Unterstützung sah er beispielsweise in **Brech- und Abführmitteln**. Er dachte dabei auch an chirurgische Eingriffe. Bedlam erhielt damit erste starke Konkurrenz.

Battie forderte auch Klarheit in der Anamnese und das Stellen eines Befundes. Er wollte eben die kausalen (ursächlichen) Faktoren verstehen um daraus eine genaue Prognose stellen zu können. Er versuchte die Krankheiten kategorial zu unterscheiden, auch deswegen, um sie in heilbare und in unheilbare unterteilen zu können. Es musste nach Battie neben organischen (physischen) Ursachen von Krankheiten, zusätzlich auch psychosoziale resp. funktionelle geben.

Der noch weitum herrschende Glaube (Aberglaube), dass Übersinnliches oder Teuflisches am Werke sei als Ursache des Wahnsinns, stritt Battie vehement ab. Für ihn stand logisches Denken und Vernunft im Vordergrund und nicht klerikaler, religiöser Glaube.

Battie machte sich daher Gedanken zur natürlichen Empfindung (natural sensation) des Menschen und deren lebenserhaltenden Rolle. Gleichzeitig erkannte er in der menschlichen Empfindung auch eine pathologische Rolle, nämlich in Form der Angst oder Abstumpfung (insensibility, idioty), die sich bei vielen Irrsinnigen zeigte. Er unterschied zwischen äusserer Empfindung (sensation) und innerer Empfindung (imagination).

Nahm der Geisteskranke ohne äusseren Reiz etwas wahr, entsprang dies, so Battie, der inneren persönlichen (nicht der äusseren, objektiven) menschlichen Empfindung und würde heute einer Halluzination oder einem Wahn entsprechen. Battie nahm diese inneren Empfindungen der Geisteskranken trotzdem ernst, obschon er selbst sie nicht nachempfinden (hören, sehen, riechen) konnte. Diese Sichtweise war nun für die damalige Zeit wirklich neu. Battie glaubte den Ausführungen der Geisteskranken, auch wenn er alles ihrer übersteigerten Einbildungskraft (übersteigerte Empfindung) zuordnete.

Deshalb war der Irrsinn für Battie ein Ausdruck getäuschter Einbildungskraft. Er ordnete ihr folgende Begrifflichkeiten zu: false (falsch), deluded (getäuscht), disordered (ungeordnet), imagination (phantasiert). Der Wahnsinn war für ihn somit keine Störung des Verstandes, sondern eine widernatürliche und falsche Wahrnehmung der Objekte infolge einer beschädigten Nervenreizleitung und primären Belastungen des Nervenmarks. Das war eine erste somatische sowie gleichzeitig auch psychosoziale Auffassung von Geisteskrankheit.

Vor allem war ‚A Treatise on Madness' ein Konzept resp. ein Versuch, einen Teil der zur damaligen Zeit bekannten psychischen Störungen als heilbar zu deklarieren. Damit entwickelte Battie eine neue Sicht auf bestehende Krankheitsbilder. Bereits dies allein war ein grosser Verdienst seines Werkes.

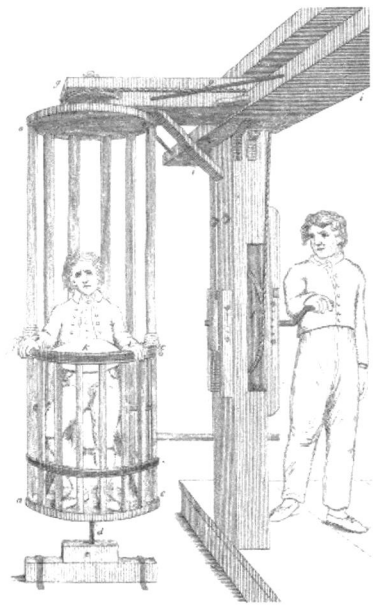

Dass Battie in England eine Diskussion über ‚Madness' auslöste, zeigte sich allein schon daran, dass nun weitere Bücher über Psychiatrisches geschrieben und gedruckt wurden. So etwa **Thomas Arnolds** 3 Bände zum Thema mit den Titeln: ‚Observations on the Nature, 1782', dann ‚Kinds, Causes and Prevention of Insanity, 1809' und als letztes Buch ‚Observations on the Management of the Insane'. Auch diese Werke folgten einer langjährigen Erfahrung in der Irrenbehandlung.

Auch in der Politik fand das Thema immer stärkeres Interesse und die Zeit des alten Bedlam lief langsam ab. Im Jahre 1800 erfolgte ein Gesetz des britischen Parlaments, welches ein bestimmtes Verfahren für die, in aller Regel unbefristete, Inhaftierung psychisch kranker Straftäter festlegte (Criminal Lunatics Act). Voraus ging dem ein politisches Ereignis, nämlich der Versuch eines geistig Irren, König George III. zu ermorden. Nun war es endlich gesetzlich geregelt, psychisch kranke Rechtsverbrecher wegzusperren.

Noch später belegte man dann spezielle Anstalten mit solchen geisteskranken Schwerstverbrechern, etwa in der Privatanstalt ‚Fisherton-House' in Salisbury, Wiltshire, England. Die Anzahl der psychischkranken Rechtsverbrecher wuchs nun stark an und weitere Spezialbauten wurden eröffnet.

Neuerliche Gesetze legten fest, wer in diese Anstalten aufgenommen werden sollte:
1. diejenigen, die ein Verbrechen im Zustand der Geisteskrankheit begangen hatten oder während der Untersuchung irre geworden waren.
2. alle Gefangenen, die infolge Geisteskrankheit oder Geistesschwäche für die Strafanstaltsdisziplin ungeeignet waren; sie wurden wieder in normalen Gefängnissen verwahrt, nachdem sie geheilt waren.

Kapitalverbrechen galten bei Tötung (Mord) und Kindsmord. Leichte Verbrechen bei Körperverletzung, Brandstiftung und Diebstahl. Interniert wurden jedoch auch Menschen, die einen Selbstmord versucht hatten, weil dies damals noch als Verbrechen galt. Interniert wurden auch Epileptische und Tobsüchtige, die mit dem Gesetz in Konflikt kamen.

In Bedlam dienten der Notdurft noch immer Kübel, sog. ‚Piss-Töpfe' die selten entsorgt wurden. Waren verrückte Insassen in der Lage zu gehen, ohne dass eine Fluchtgefahr bestand, konnten sie ausserhalb ihrer Gefängniszelle eine Toilette benutzen, was für sie jedoch ein Privileg war. Ansonsten herrschten katastrophale Hygienezustände. Die Räume waren kalt und dunkel und es roch darin fürchterlich.

Fliessendes Wasser gab es nicht, das kostbare Nass musste mit Bottichen aus der einzigen Holzzisterne aus einem Hinterhof hergeschafft werden. Bedlam wurde einst über einer grösseren Kanalisationsanlage gebaut, die immer wieder einmal verstopfte, so dass bei heftigen Gewittern und Regenfällen Teile des Krankenhauses von diesem Schmutzwasser überflutet wurden.

Die hygienischen Verhältnisse waren zur damaligen Zeit auch in den britischen Städten nicht zum Besten bestellt. Man urinierte dort noch unbehelligt auf die Strasse und mancher liess irgendwo seine Notdurft liegen. Man kannte in den meisten Häusern damals nur wenig Innentoiletten. Die nächtliche Notdurft kippte man aus dem Fenster kurzerhand auf die Strasse hinunter und falls unten ein Mensch vorbeiging, hatte der halt auf solche spontanen Entleerungen selbst acht zu geben.

Eine leicht bessere Hygiene war nur in gutbürgerlichen Häusern möglich oder in Adelsfamilien anzutreffen. Ansonsten liess man in den engen Gassen der Städte auch Schweine umhertreiben, die sich der menschlichen Notdurft auf ihre Weise annahmen, selbst aber auch für Schmutz und Gestank sorgten.

Es führte in der Geschichte Bedlams nicht nur der Platzmangel allein zu einem Neubau an anderem Ort, sondern gleichfalls bauliche und sanitäre Mängel, die dazu drängten. Nebst diesen Zuständen peinigte die Insassen auch die langjährige eklatante **Misswirtschaft und Korruption der Verwaltung**. Gelder waren über Jahrzehnte veruntreut worden. Die englischen Spitalmeister wirtschafteten oft in die eigene Tasche. Der Job des Anstaltsdirektors war nämlich begehrt.

Bedlam plagten immer schwere Geldnöte. Man kam daher früh auf die Idee, den Besuchern das Verhalten und die Behandlung der eingesperrten psychisch Kranken wie in einer Zirkusshow zu zeigen. Gegen ein Entgelt durften Männer und Frauen die Irren in der Anstalt frei besuchen und beobachten. **Bedlam funktionierte als Menschenzoo** zur Erheiterung von Neugierigen aus dem sensationslüsternen London. Man brauchte nur einige Schilling zu bezahlen und schon fand man Einlass. Die Menschen kamen in Scharen um die Irren zu bestaunen. Die Zustände im Irrenhaus machten vielen einen grossen Eindruck und bald fand alles seinen Niederschlag in z. B. Kupferstichen und Theatern seiner Zeit.

Als Beispiel sei genannt ‚The Rake's Progress' (Deutsch: Der Wüstling, Die Geschichte eines Wüstlings). Als Vorlage für die Oper in drei Akten von Igor Strawinsky dienten etwa die Kupferstiche des Künstlers **William Hogarth** (Maler, Kupferstecher). Uraufführung war über einhundert Jahre später im Teatro La Fenice in Venedig am 11. September 1951. Erzählt wird in der Oper die Geschichte des Lebemanns Tom Rakewell aus dem Bedlam. Der Lebemann verspielte all sein Geld, hatte viele Affären mit Frauen, ruinierte sich und seine Umwelt und landete schliesslich in der Psychiatrie, eben im Bedlam. Auf folgendem Bild sieht man Tom Rakewell, wie er von einem Wärter am Bein angekettet wird, wohl aus Unruhe und wegen aggressivem Verhalten. Zugleich greift er an seinen Kopf als Ausdruck, verrückt geworden zu sein oder heftige Kopfschmerzen zu haben.

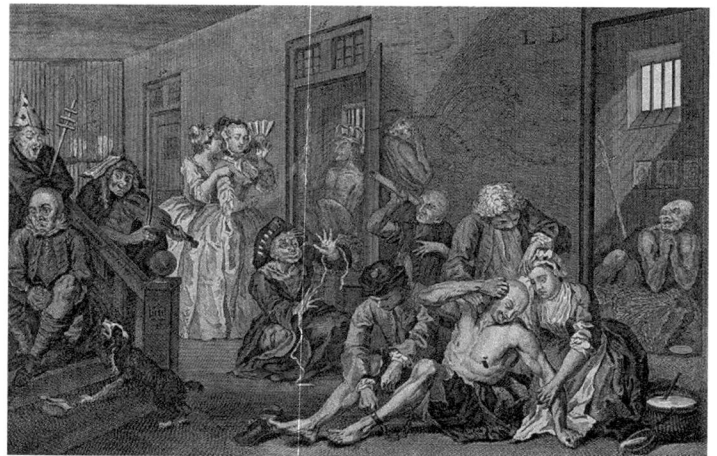

The scene in Bethlem asylum, London, in William Hogarth's 1735 *A Rake's Progress*.

In einer solchen Verwahranstalt, die einem Zuchthaus oder einem Gefängnis glich, in dem Menschen ohne jegliche Rechte und lange Zeit ohne juristische Verurteilung eingekerkert wurden, waren die Haftbedingungen rigoros und brutal.

Die Mortalität war hoch. Der Umzug in einen neuen Bau hatte Folgen, sprach man doch eine Generation später nun von ‚Patienten', was einen neuen Krankenstatus kennzeichnete und auch Folgen für die Behandlung gehabt haben musste. Nun wurde auch unterschieden zwischen den Irrsinnigen selbst: Es gab nun die Heilbaren und die Unheilbaren. Diese Unterscheidung war für die entsprechend eingestuften Verrückten entscheidend. Denn, welche Therapien entwickelte man für Unheilbare? Und wie gang man andererseits mit noch als heilbar erklärten Tollen um?

Ab etwa 1770 wurde der freie Zugang ins Irrenhaus erschwert, man benötigte nun eine Art von vorgängig einzuholender Besuchsbewilligung. Der Menschenzoo wurde geschlossen, die Belustigungsbesuche beendet. Die Negativseite dieses Ausschlusses der Öffentlichkeit war eine sich **steigernde Misshandlungsquote** der Insassen! Offenbar hatten die täglichen Besuche auf die Angeketteten und Irren einen schützenden Effekt. Die offenen Tore der Irrenanstalt hatten dazu beigetragen, dass die Irren weniger misshandelt und öffentlich bestraft worden waren. Denn die Wärter hatten nun Angst vor Repressalien, die man hinter verschlossenen Türen weniger gefürchtet hatte.

Bedlam war ein weitum bekanntes Irrenhaus des Mittelalters und der Neuzeit. Es freute sich seiner Berühmtheit, wie vergleichsweise der Wiener Narrenturm. Wenn die Behandlungen innerhalb der verschiedenen Irrenhäuser Europas auch unterschiedlich waren, gab es doch einige Methoden, die sich ab dem Mittelalter (Neuzeit) durch- und bis weit ins 18. Jahrhundert fortsetzten. Die nachfolgenden Beschreibungen beziehen sich also nicht auf Bedlam allein, obschon Bedlam in Europa berühmt war, sondern geben einen allgemeinen europäischen Einblick in die Behandlungsmethoden der Verwahranstalten ab dem Mittelalter.

Die Behandlungsmethoden damaliger Verwahranstalten

Eine dieser berüchtigten und inhumanen Behandlungsmethoden war die **Schwing- und Drehtherapie**. Man fixierte die Verrückten auf dem Drehstuhl einer Einrichtung (Drehmaschine), die durch kräftige Männer manuell angetrieben wurde. Mittels einer Kurbel erzeugte ein oder mehrere Wärter durch heftiges Drehen des Stuhles bei den darauf festgebundenen Tobenden akuten Schwindel und so starke Übelkeit, dass die darin ‚Therapierten‘ sich übergeben mussten. Manchen ging dabei unkontrolliert Stuhlgang ab. Man drehte diese Erbarmungswürdigen bis an den Rand der Bewusstlosigkeit (!) und nahm dabei auch einen Kreislaufzusammenbruch in Kauf. Im Endeffekt wirkte diese Therapieform für den Betroffenen sehr bedrohlich, beängstigend und dadurch stark disziplinierend.

Ihr Hauptzweck war also die brutale **Disziplinierung** von unruhigen, aggressiven und lauten Irren, mit dem Zwecke, dass sich diese ruhiger und weniger aggressiv (dem Wärterpersonal gegenüber) verhielten.

Bereits Aulus Cornelius Celsus und bei Avicenna (siehe dort) rieten, die Geistesverwirrten durch Schaukeln zu besänftigen. Im dritten Buch des **Celsus ‚De medicina‘** wird die Behandlung einer Form der Insania (Phrenitis) früh dargelegt. Darin heisst es: ‚*Confert etiam aliquid ad somnum silanus juxta cadens vel gestatio post cibum et noctu maximeque lecti suspensi motus.*‘ Übersetzt heisst das: ‚Auch ist ein Springbrunnen, der in der Nähe plätschert, dem Schlaf etwas förderlich oder auch das Getragen-(resp. Gefahren)werden nach der Mahlzeit und in der Nacht, und am besten helfen leicht schwingende Bewegungen eines schwebenden Bettes.‘

Ob in der Antike ein solcher Therapievorschlag auch beabsichtigte, die Kranken einzuschüchtern und zu disziplinieren, oder ob wirklich nur eine sanfte Beruhigung durch Schaukelbewegungen erzielt werden sollte, ist heute nicht mehr nachweisbar. Jedenfalls ist leichtes Schaukeln sehr wohl in der Lage, insbesondere Kleinkinder, aber durchaus auch Erwachsene zu beruhigen. (Schaukelstuhl, USA-Präsident John F. Kennedy)

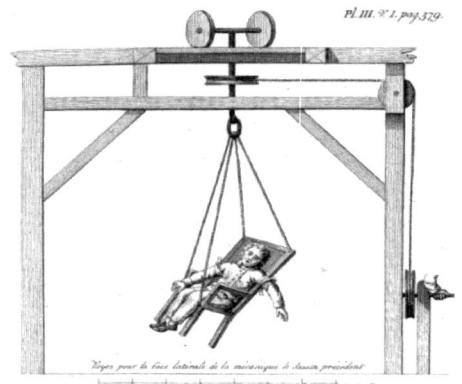

Neben dem Drehstuhl gab es noch weitere Erfindungen: die ‚Cox-Schaukel‘, den ‚Darwinschen Stuhl‘, das Drehbett von Ernst Horn (Psychiater, 1774 – 1848) und ein weiteres technisches Beruhigungsmittel des Benjamin Rush, den ‚Gyrator‘.

Der **Cox-Swing (Schaukel)** wurde erbaut von Joseph Mason Cox (1763 – 1818) und in einem Lunatic-Asylum (Irrenanstalt) für die Beruhigung und Therapie der Verrückten angewandt.

Bild aus: https://upload.wikimedia.org/wikipedia/commons/f/ff/Cox Swing.jpg

Der Cox-Drehstuhl erreichte bis zu 100 Umdrehungen pro Minute, was bei jedem Menschen ebenfalls **Schwindel** und Übelkeit und bei den wohl meisten auch Erbrechen erzeugte. Durch die Umdrehung floss das Blut des Kreislaufes zentrifugal in die Peripherie, was eine Veränderung der Gehirndurchblutung bewirkte, die vielfach eine Bewusstlosigkeit zur Folge hatte. Diese als Therapie daherkommende Methode war nichts anderes als eine der vielen Formen von Zwangsbehandlung. Man darf sie als reine Folter betrachten.

Der **Darwinsche Stuhl** wird ein Stuhl, oder besser auch ein vergitterter Käfig, der senkrecht an einer Kurbelwelle aufgehängt war und ebenfalls in eine heftige Rotation versetzt werden konnte, mit demselben Ergebnis wie beim Cox-Swing. Nebenher ist zu sagen, dass sein Erfinder, **Erasmus Darwin** der Grossvater des berühmten Naturforschers Charles Darwin war.

Zweck der schnellen Drehbewegungen war auch hier das Erzeugen von üblem Schwindel. Es gab unterschiedliche Hypothesen zur Wirkungsweise dieser Maschinen. Schlussendlich artete die wilde Hypothesenlandschaft aus in der Verwendung der Maschine als reines **Züchtigungsmittel**. Dieses bestand einzig in der Einschüchterung und Abschreckung der Unruhigen und Verwirrten! Alle diese Schwindel erzeugenden Drehmaschinen verschwanden erst zu Anfang des 19. Jahrhunderts (ca. 1840) aus den Irrenhäusern.

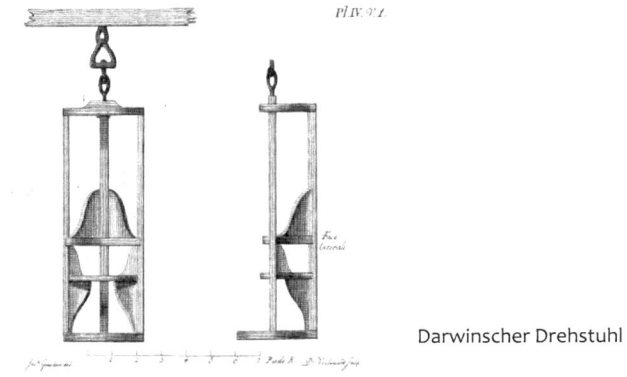

Darwinscher Drehstuhl

Bild: https://upload.wikimedia.org/wikipedia/commons/5/59/Drehstuhl_nach_Hayner_1828.jpg

Erwähnung finden sollte unbedingt auch das **Drehbett des Psychiaters und Erfinders Ernst Horn** (1774 – 1848). Er liess eine Drehmaschine erbauen, mit der sich ein Bett (!) in horizontaler Richtung um seine eigene Achse drehen liess. Dieses schrecklich Foltermöbel forderte jedoch seinen Preis: der Schwindel erzeugende Holz- und Stahlapparat war nicht billig zu haben. Aber in ,modernen' Psychiatrien, die etwas auf sich hielten, durfte er eben nicht fehlen. Schliesslich war man doch stets erpicht, den Insassen eine möglichst gute ,Therapie' anbieten zu können.

Ein Tobender wurde ans Bett gefesselt und zwar so, dass der Kopf bei der Drehung nach Aussen gerichtet war, die Füsse also nach Innen standen. Das schwere Bett mitsamt seinem Gefangenen wurde nun in schnellen Schwingungen um die eigene Achse gedreht. Dazu wurden immerhin drei bis vier kräftige Wärter benötigt, der Muskel-Aufwand war gross. Je nach Kräften der drehenden Helfer wurden Drehzahlen von vierzig bis sechzig Umschwingungen pro Minute erreicht. Das erzeugte enorme Fliehkräfte für den rasenden Irren und belastete seinen gesamten Körperkreislauf (Kopf, Herz, Lunge, Magen). Der am weitesten vom Zentrum wegstehende Körperteil war der Kopf, der eine Beschleunigungskraft von bis zu 4 G's erfuhr. In modernen Kampfflugzeugen werden solche Werte heute wieder erreicht.

Dies waren enorme Kräfte, die zu Versuchs- und Trainingszwecken noch heute für Astronauten in der Raumfahrt erzeugt werden. Das Blut schoss den Verrückten in die oberen Körperregionen, vor allem in den Kopf. Das erzeugte einen starken Schwindel, aber auch heftige Übelkeit, Erbrechen und bei manchen einen Bewusstseinsverlust verbunden mitunter mit Todesangst.

Der Psychiater Ernst Horn liess eine solche Drehmaschine im Königlichen Charité-Krankenhaus in Berlin erbauen, an welches eine Irrenanstalt angeschlossen war.

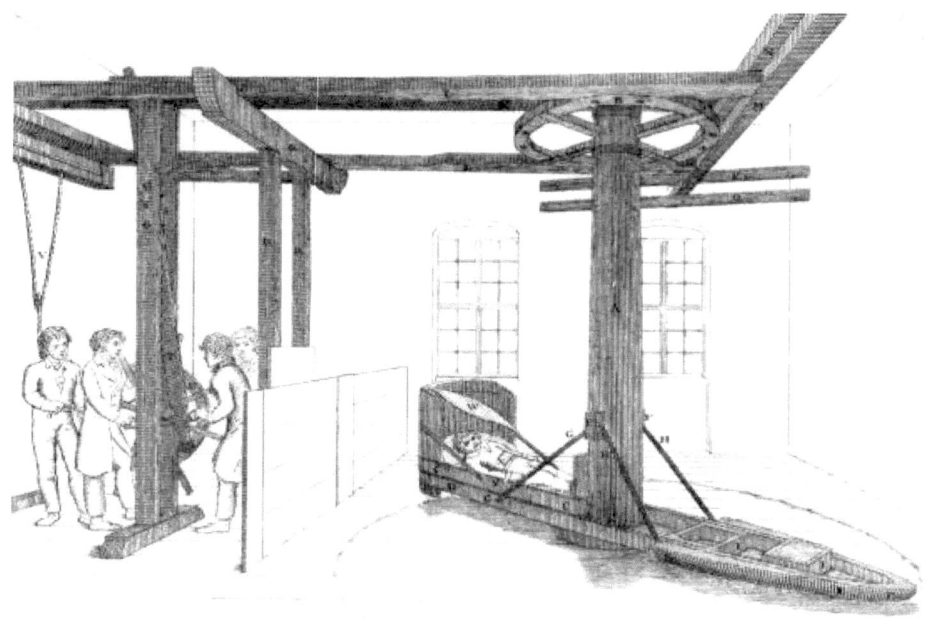

Bild: Drehbett um 1824 https://upload.wikimedia.org/wikipedia/commons/d/d5/Drehbett.jpg

Beizufügen ist, dass Horn auch andere Zwangsmethoden anwenden liess. Berühmt war eine Art von Zwangsjacke, der ‚Sack'. Darin sperrte man die schwer Gemütskranken ein, verschnürte das Ganze und legte den Widerstrebenden auf den Boden.

In einem solchen Sack verstarb dann Anfangs des Jahres 1811 eine noch junge Geisteskranke, was Horn eine gerichtliche Anzeige eintrug. Der Geistesverwirrten wurde zuerst eine Zwangsjacke angezogen und dann steche man sie noch zusätzlich in den ‚Sack'. Dies geschah gemäss Protokollen wegen beständigen Schreiens und Unruhe. Im Sack selber, so Berichte, musste sie anfänglich jedoch weiterhin laut geschrien haben, alsbald jedoch verstummten ihre Schreie und endlich wurde sie ruhig. Das Ziel der Beruhigung schien erreicht, man war zufrieden.

Eine Aufseherin wurde jedoch durch diese Stille veranlasst, bei der ehemals Tobenden nachzusehen und fand diese, nachdem sie ihr den Sack abgenommen hatte, regungslos liegen. Man verbrachte sie auf ein Bett, wo sie jedoch nur noch zuckte und dann verschied.

Horn hatte ihren Tod in der Ursache als ‚Apoplexia post mania' dargestellt um sich mit dieser Sterbediagnose jeglicher Gerichtsbarkeit zu entziehen, ihr Ableben also als Apoplexie nach einer Phase der Manie darzutun, aber der aggressive Ankläger bewies einen Tod durch Ersticken, was eine nachfolgende Autopsie bestätigte.

Weiter Behandlungsarten Horn's seien zur Vervollständigung noch kurz erwähnt.

- Das Begiessen mit Wasser (pro Dosis 100 Kübel)
- Die Verabreichung von Brech- und Abführmittel
- Die Einreibung mit ‚Autenrieths Märtyrersalbe' (Tartarus emeticus) auf den nackt rasierten Schädel. Dadurch wurden künstliche Geschwüre erzeugt, die äusserst schmerzhaft und infektiös waren. Ein prominentes Opfer dieser von einem Tübinger Arzt namens Authenrieth angewandten Heilmethode war der seelisch erkrankte Schriftsteller **Friedrich Hölderlin**.
- Verbrennungen von Hautpartien durch Moxibustion
- Das Haarseil oder Setaceum zur ableitenden Eitererzeugung

Haarseil (Setaceum):
Das Haarseil, auch Eiterband, war ein chirurgischer Eingriff im Nacken, den behilflich sein sollte bei Augenkrankheiten und gegen Epilepsie. Es wurde auch bei der quartären Syphilis (Neurosyphilis, Lues IV-Stadium) angewandt. Bei der Epilepsie wurde behauptet, dass während und nach der Anwendung eines Haarseiles die Anfälle weniger heftig und weniger häufig würden und der Irre seine Geisteskräfte besser hätte anwenden können.

Man hob dem Verrückten ein Stück seiner Nackenhaut an, durchstach diese mit einer Haarseilnadel, zog ein längeres Rosshaarseilband durch. Das verblieb bis zu mehreren Wochen unter der Haut, entzündete sich, wobei sich erhoffter Eiter einstellte. Der Eiter, so die urchige Vorstellung, würde die bösen Säfte ableiten, die für den verrückten Geisteszustand verantwortlich seien. Je mehr Eiter floss, desto besser.

Anwendung: bei allen möglichen körperlichen und psychischen Krankheiten.

Gefahr: bakterielle Infektion, Fistel.
Die Humoralpathologie hatte die Vorstellung, dass Eiter einen ableitenden Reinigungsprozess in Gang setzen würde. Anwendung bereits ab dem 16. Jahrhundert. Leider weiss man sehr wenig über diese Methode, Kranke zu heilen.

Autenrieths Märtyrersalbe (Tartarus emeticus, Weinsäure)**:**
Autenrieths Märtyrersalbe auch als Brechweinstein bekannt, diente zur Erzeugung des Erbrechens. Auf die Kopfhaut aufgerieben, erzeugte es Pusteln sowie juckende Blasen bis zu schmerzhaften Geschwüren, die zu eitern begannen (Infektion der Kopfhaut).

Wirkung: allg. Reaktion des Organismus, Fieber, Schmerzen, Brechreiz.
Disziplinierung durch Schmerzen, Fieber, Unwohlsein. Erzeugung von ausleitendem Eiter.
In der Homöopathie findet es noch heute Anwendung mit erweiterter Indikation.

Bekannt durch Johann Autenrieth ist auch die sogenannt **Autenriethsche Maske**:
mit solchen Gesichtsmasken wurden Menschen in der damaligen Psychiatrie geknebelt und mundtot gemacht.

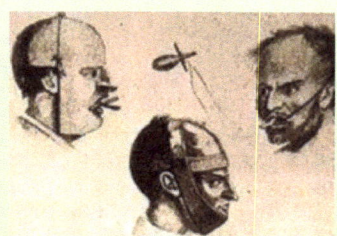

Den Patienten wurden birnenförmige Knebel im Mund fixiert, der jegliches Schreien verhinderte.

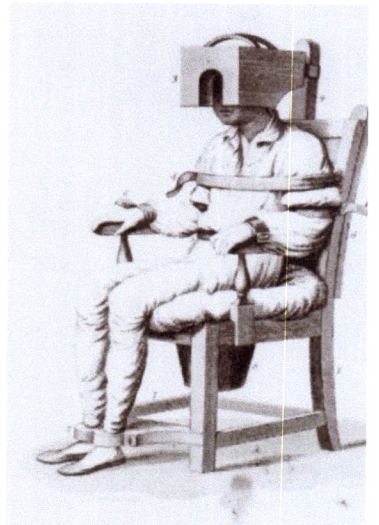

Ein weiteres Folterinstrument zur zwangsweisen Beruhigung von ‚Hirnwüthigen‘, Irren und Verrückten (so der damalige und noch heute vorkommende Namensgebrauch von Menschen mit einer seelischen Krankheit) war der **Gyrator** des **Benjamin Rush**.

Immerhin rühmte sich sein Name, einer der Gründerväter der USA zu sein und Pionier der amerikanischen Psychiatrie. Er entwickelte einen ausgeklügelten Zwangsstuhl zur Beruhigung (Tranquilizer) von Tobenden und Aggressiven und nannte ihn Gyrator.

Für psychiatrische Belange bewirkte ein Gyrator, einen Tobenden in die Ruhe, also einen aggressiven und lauten Verrückten in einen beruhigten und leisen Menschen zu verbringen. Dies geschah durch einengende Fesselung, sprich

Fixierung (Zwangsstuhl) und durch Reizabschirmung, wobei diese Folterprozedur mehrere Tage lang dauern konnte.

Der Gyratorstuhl konnte auch auf eine Drehscheibe gestellt werden, der bei heftiger Umdrehung wiederum zusätzlich Schwindel und Erbrechen erzeugte. Ein kurzer Vermerk: Der Stuhl war mit einem Piss- und Fäkalienhafen für allfällige Ausscheidungen (als Folge des Schwindels) versehen. Der Irre musste dann aber dementsprechend nackt oder im Ausscheidungsbereich ohne Kleider an den Stuhl gefesselt werden.

Die Prozedur musste fürchterlich auf das Opfer gewirkt haben, denn der Tobende wurde mitunter Stunden bis Tage und Nächte auf dem unbequemen Sitz gehalten, bis sich eine merkliche Beruhigung einstellte.

Mittels der ausgeklügelten Kopfkiste konnte auch eine Zwangsernährung durchgeführt werden, ohne das Opfer währenddessen losbinden zu müssen. Dasselbe galt auch für die Notdurft.

Ein Vergleich zur heutigen modernen Zeit zeigt, dass noch immer, in rückständigen Alters- und Pflegeheimen oder Behinderteninstitutionen, Menschen auf fahrbare Toilettenstühle gesetzt werden, um darin, gleichzeitig mit dem einzunehmenden Frühstück, auch gleich die Morgentoilette vollbringen zu können.

Auch politische Folterpraktiken behelfen sich mittels Zwangsstühlen oder Zwangsbetten, wie Recherchen im Internet zu Tage bringen, wenn man sich des Themas einmal ernsthaft annimmt. Die Ideen für Folter und Zwangsbehandlungen von diktatorischen Regimen greifen noch heute auf die psychiatrischen Erfahrungen früherer Jahrhunderte zurück.

So kann man **Johann Heinrich Ferdinand Autenrieth** (1772 – 1835) keinen Vorwurf aus heutiger Sichtweise machen, als er einige Neuerungen in der Behandlung von Irren in seiner Tübinger ‚Irrenanstalt' einführte. Es war eben für die damalige Zeit auch ein ehrwürdiger Versuch, die Irren neuen Therapiemethoden zuzuführen, anstatt sie nur zu verwahren.

Selbstverständlich waren diese damaligen Therapien nach heutigen Maßstäben folterartige Torturen, wenn man an die Autenrieth'sche Gesichtsmaske oder die Märtyrersalbe denkt. Als Tortur galten jedoch damals die Kaltwasserbäder nicht, ebenso nicht das Sitzen auf dem Gyrator.

Der berühmte Dichter Hölderlin war exakt in der Behandlung des Arztes Dr. Autenrieth. Leider weiss man heute nicht, welchen weiteren Therapiemethoden Hölderlin unterzogen wurde. Immerhin war der berühmte Schriftsteller ungefähr ein halbes Jahr lang interniert und wurde später als **unheilbar** resp. als **ungeheilt** wieder entlassen. Der einsame Dichter lebte dann noch rund 36 Jahre im berühmten Tübinger Hölderlin-Turm.

Eine andere vielerorts praktizierte Behandlungsmethode war nicht minder brutal.

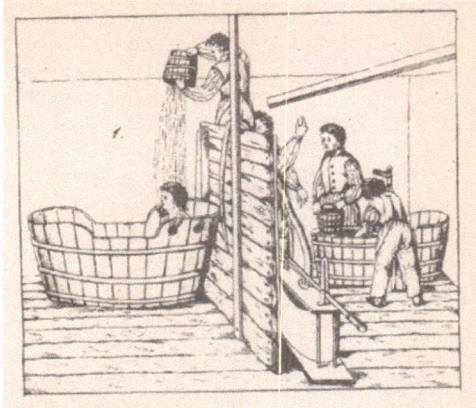 Man befestigte Wahnsinnige mit Brust- und Armriemen in einer Badewanne und füllte dann eiskaltes Wasser hinein. Die Idee war, den Irrsinnigen durch einen Kälteschock zu therapieren.

Oder man bespritzte die Irren mit kaltem Wasser oder goss ihnen von oben kübelweise kaltes Wasser auf den Kopf (Sturzbad). Diese Prozedur konnte ruhig bis zu einer halben Stunde lang fortdauern und brachte manchen Wahnsinnigen an den Rand seiner physischen Kräfte.

Beliebt war auch, lebende Aale in diesen Bottichen schwimmen zu lassen, zusammen mit dem festgebundenen Irren. Daneben pflegte man den Aderlass, das Schröpfen oder Ansetzen von Blutegeln.

Im Jahre 1815 zog Bedlam dann wiederum in ein neues Gebäude und dasselbe geschah nochmals im Jahre 1930.

Diese Therapieverfahren hielten sich bis ins 18. Jahrhundert, manche noch länger. Man nannte sie ‚Therapien‘, die Erfolge waren jedoch gering, die Disziplinierung jedoch fand meistens Erfolg.

Während wir hier teils bereits ins nächste Kapitel übergriffen haben, ordnet sich das nachfolgende Kapitel noch eindeutig in die vorpsychiatrische Zeit ein.

William Cullen

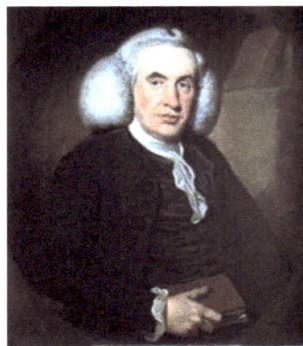

Wie bereits unter John Locke beschrieben, war auch für Cullen der **Wahnsinn die Folge einer fehlerhaften Verknüpfung von Ideen** bzw. eine übermässige Reizung der Nerven. Nach ihm war es die Gehirnaktivität, die mangelhafte, fehlgeleitete und falsch verknüpfte Gehirnaktivität, welche Verwirrtheit resp. Wahnsinn im Menschen auszulösen imstande war. Diese war seiner Auffassung nach verantwortlich für den Wahnsinn eines Menschen und nicht die humoral-pathologischen Säfte eines Galen, die entgleist seien. Ebenso sah er im Vordergrund auch keine religiösen Gründe oder Motive im Wahnsinn, weder im Sinne von Sünde noch von Erbschuld.

Cullen war Nachfolger Robert Whytts, der wiederum auf den Lehren des Thomas Willis (Vater der Neurologie) und des Thomas Sydenham aufbaute. Das von Cullen verfasste Werk ,***Synopsis Nosologiae Methodicae***' gilt als Vorläufer des ICD (International Classification of Disease, ,Internationale Klassifikation der Krankheiten der WHO'). Er unterteilte darin Krankheiten in vier grosse Gruppen.

Sein grossartiges Werk erschien 1769 und gehörte lange Zeit zu den meistverwendeten Klassifikationen von Krankheiten, nebst anderen bekannten Klassifikationen, wie der eines Francois Bossier de Lacroix (1706-1777) oder eines Carl von Linné (1707-1778).

Auch Cullen ging, wie andere Wissenschaftler, davon aus, dass im Grunde genommen bereits einfache Laster zu den Geisteskrankheiten, insbesondere zu den Neurosen gezählt werden mussten. Sein von ihm erschaffene **Neurosebegriff** erweiterte die mentalen, seelischen Krankheiten um ein Vielfaches, weil nach ihm bereits einfache menschliche Laster oder Gepflogenheiten neurotisch bedingt waren resp. ,Neurosen' waren.

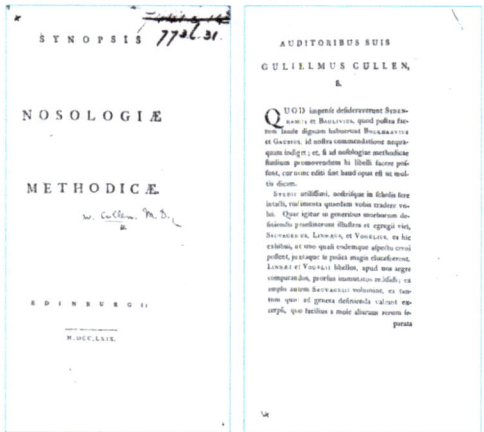

Aus: *Synopsis Nosologiae Methodicae*, 1769

Somit waren Neurosen für Cullen alle Krankheiten, die ihre unmittelbare Ursache in Störungen der Nerven- resp. Geistesfunktion hatten und sich auf das Nervensystem auswirkten. Die Hysterie und die Hypochondrie waren für Cullen damit ebenfalls Neurosen. Für ihn war eine Neurose eine Krankheit, die nicht vom Fieber oder anderen Krankheitsherden hervorgerufen wurde. Er verstand unter der Neurose eine rein funktionelle Störung ohne den Nachweis einer organischen Läsion (Beispiel: Herzneurose).

Läsion:
Verletzung,
Funktionsstörung

Viele Erkrankungen wurden entweder einem erhöhten oder erniedrigten Tonus des Nervensystems zugeordnet. So betrachtete er beispielsweise auch die Gicht als eine Nervenkrankheit, die seiner Meinung nach vom Gehirn ausgehe.

‚Er ging von der These aus, dass eine Art Nervenkraft, die sich im Nervensystem befindet, die Aufgabe besitzt, einen mittleren Tonus der festen Teile des Körpers zu erhalten, also eine Form von Gleichgewicht zwischen den verschiedenen Kräften zu bewahren. Dieses Nervenfluidum bewirkte durch eine eintretende Tonusänderung verschiedene Zustände des Gehirns, mit der Folge, dass der Mensch erkrankte, Spasmus und Atonie der Nerven führten demnach zu Manie oder Melancholie.‘
(aus: Baer, R.: Die Entwicklung einer psychiatrischen Systematik. IN: Baer, R. (Hrsg.): Themen der Psychiatriegeschichte. Stuttgart. 1998. S.4-5.)

Bereits im Jahre 1776 erwähnte Cullen also ein erstes Mal den Begriff der ‚Neurose‘, jedoch nicht in dem Sinne, wie wir die Neurose heute definieren. Er wollte mit diesem neu eingeführten Begriff eine Abgrenzung vornehmen und auf die nichtentzündlichen Erkrankungen des Nervensystems und dadurch überhaupt auf die Beteiligung des Nervensystems hinweisen. Insbesondere waren nun damit aber viel zu viele psychische Störungen in diesem Neurosebegriff enthalten.

Cullen schuf eine umfangreiche Klassifizierung der Geisteskrankheiten. Er unterteilte die Neurosen in:

1. **Comata resp. Schlafsucht** (Zustände wie Apoplexie oder wenn jemand plötzlich ‚hingestreckt' wird, also Lähmungen oder Paralysis)

2. **Adynamiae resp. Entkräftungen** (Darunter verstand er gleich vier Gattungen. Die erste: Ohnmacht oder Syncope. Die zweite: Die Unverdaulichkeit oder Dyspepsia. Die dritte: Das hypochondrische Übel resp. die Hypochondriasis und die vierte: Die Bleichsucht resp. die Chlorosis)

3. **Spasmi** (Störungen der willkürlichen Muskeln, wie Konvulsionen, also klonische Zuckungen und Muskelkrämpfe. Er teilte sie in 15 Gattungen: u.a. Tetanus, Trismus, Convulsio, Spasmi, Epilepsie)

4. **Vesaniae resp. Gemüthskrankheiten** Der Begriff ‚Vesaniae' ist ein aus der Antike stammender Ausdruck, worunter man eine geistige Beeinträchtigung verstand. Cullen unterteilte hier in 4 Gattungen: die Amentia oder Dummheit, die Melancholie, die Manie oder Raserei und das Somnium, resp. den Traum als Somnabulismus.

Für Cullen war die Neurose auch die Folge eines endgültigen Verfalls des Verstandes. Philip Pinel nahm später Gedanken Cullens, insbesondere dessen Nosologie in seine Arbeit auf. Somit kann man Cullen auch als Mitbegründer der Neurophysiologie und Neuropathologie bezeichnen.

Anderen Wissenschaftlern, wie etwa John Brown, der sein Schüler war, war diese obige Klassifizierung viel zu kompliziert und daher vereinfachte sie dieser dann. Noch später floss Cullens Arbeit etwa in die eines weiteren bekannten Psychiaters ein: Vincento Chiarugi. Doch davon später.

Zur Hysterie:
Auszüge aus dem Werk William Cullens auf den folgenden Seiten dienen hier zur Erläuterung der speziellen Geschichte der hysterischen Krankheit. Exakt das Krankheitsbild der Hysterie drängte sich über Jahrhunderte immer wieder in den Mittelpunkt ärztlichen Interesses, insbesondere bald auch bei Jean Martin Charcot, der sich als Psychiater dieser 'typischen' Frauenkrankheit annahm.

Psychische Krankheiten, wie etwa die Hysterie, ordnete man damals zwar nicht mehr unisono der weiblichen Gebärmutter zu. Sie war bei etlichen Wissenschaftlern ursächlich nun auch keine unheilbare Besessenheit mehr. Die Hysterie wurde von nun an immer mehr als Nervenkrankheit aufgefasst. Cullen übernahm frühere Meinungen über die Hysterie in dem Sinne, dass er den hysterischen Anfall einer Frau trotzdem als Affektion ihrer Gebärmutter verstand, ihn aber auch in ihrem weiblichen Nervensystem, bzw. in einem besonderen ‚Fluidum' ihres Nervensystems der Gebärmutter, verortete.

Dies hätte eigentlich bedeutet, dass ein hysterischer Anfall bei Männern nicht vorkommen konnte, weil ihnen die Gebärmutter fehlte. Aber Cullen widersprach dieser Auffassung von damals als guter Beobachter sydenhamscher Manier, wonach ein hysterischer Anfall auch bei Männern vorkommen könne.

In seinem Werk: Anfangsgründe der praktischen Arzneiwissenschaft, 3. Teil (1789, S. 587.) findet sich die Passage: *Unterdessen bemerkte man doch auch dergleichen bey Mannspersonen. Es geschiehet aber dieses nur selten und ich habe auch nie bemerket, dass dieselben bey Männern zu einem so heftigen Grade gestiegen wären, als es bei Frauenpersonen zu geschehen pfleget.'*

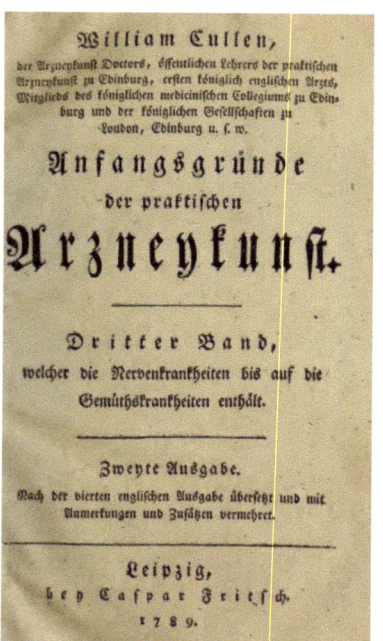

Die Folgende Abbildung ist aus obigem Werk Cullens entnommen:

Aus: https://books.google.ch/books

Die Ausführungen Cullens zur Hysterie in diesem Werk seien hier nicht näher erläutert. Ich habe mir aber erlaubt, eine Seite des Werkes abzubilden, weil ich sie psychiatriegeschichtlich als wertvoll betrachte und sie dem Leser als Leckerbissen nicht vorenthalten möchte.

✿✣✿✣✿✣✿✣✿✣✿✣✿✣✿✣✿✣✿✣✿

Dreyzehntes Hauptstück.
Von dem hysterischen Uebel (Hysteria, Malum hystericum).

1514.

Die vielen und mannichfaltigen Zufälle, welche man zu derjenigen Krankheit rechnet, die man mit dem Namen des hysterischen Uebels beleget, machen, daß es außerordentlich schwer fällt, eine allgemeine Beschreibung und die eigentlichen Kennzeichen dieser Krankheit anzugeben Da man unterdessen doch bey allen uns vorkommenden Krankheiten wenigstens versuchen muß, von solchen eine allgemeine Idee zu machen; so habe ich auch, indem ich blos auf die Gestalt, unter welcher sich diese Krankheit am gewöhnlichsten darzustellen, und die Verbindung von Zufällen, durch welche sie sich vornehmlich von andern Krankheiten zu unterscheiden pfleget, Rücksicht nahm, in meiner systematischen **Eintheilung der Krankheiten** (Theil I. S. 329.) die Kennzeichen dieser Krankheit, so gut ich konnte, festzusetzen gesucht *). Ich habe nehmlich daselbst

S. 254. u. f.) erklärt diese Krankheit, und zwar nicht nur die wahre chylöse, sondern auch die wässerichte und schleimichte Harnruhr aus einer umgekehrten und rückwärts wirkenden Bewegung der zu der Blase gehenden lymphatischen Gefäße. Daß aber diese absorbirenden Blasengefäße hierzu nicht hinlänglich sind, zeigt die von Home gemachte Leichenöffnung, wo die Blase verdickt war, und der Umstand, daß schon die Nieren einen sauern Geruch hatten. Daß aber das System der Lymphgefäße doch bey dieser Krankheit mit leidet, und solche vielleicht sehr erschlafft sind, ist sehr wahrscheinlich.

*) Nach Cullen (Nosol. I. B. S. 329.) hat die Kranke bey dem hysterischen Uebel Unruhe und Murren im Unter-

Abschliessend zu Cullen sei noch erwähnt, dass seine Arbeiten auch in die Homöopathie einflossen, insbesondere in jene eines Samuel Hahnemann (1755-1843), dem Begründer der Homöopathie. Dieser übersetzte eine Arzneimittellehre William Cullens und bemerkte darin Ausführungen zu den Eigenschaften der sog. Chinarinde, welche auf Grund ihrer magenstärkenden Eigenschaften (Magentonikum) das Malariawechselfieber zu heilen imstande war. Zwar bezweifelte Hahnemann die Aussage Cullens, aber neugierig geworden, führte er an sich einen Selbstversuch durch.

Hahnemann nahm einige Tage zweimal täglich Chinarinde ein und schrieb, dass ihm die Füsse und die Fingerspitzen kalt wurden, dass er sich bald matt und schläfrig gefühlt habe. Auch begann ihm das Herz heftig zu klopfen, sein Puls wurde hart und raste, er empfand eine grosse Ängstlichkeit, ein Zittern begleitete seinen Versuch und eine tiefe Abgeschlagenheit ging durch seine Glieder.

Hahnemann war mit der damaligen ärztlichen Heilkunst überhaupt nicht einverstanden und sehr unzufrieden. Er wandte sich öffentlich gegen die brachialen Methoden seiner ärztlichen Kollegen, vor allem gegen die brutalen Aderlässe, die auszehrenden Brech- und Abführkuren und insbesondere gegen die oft tödlichen Abgaben von giftigen Mineralien, wie Arsen, Blei und Quecksilber.

Des Weiteren sei noch zu erwähnen, dass Cullen auch als Chemiker Geschichte schrieb. Insbesondere brachte er mit Hilfe von Unterdruck flüssigen Ether* zum Sieden, wobei der Kolben dadurch so kalt wurde, dass das Wasser darin zu Eis fror. Somit wurde Cullen zu einem Vorläufer resp. Begründer der künstlichen Kältetechnik, die wir heute in jedem Kühlschrank finden.

*Dimethylether hat einen Siedepunkt von Minus 24.8 Grad (-24.8)

Robert Whytt

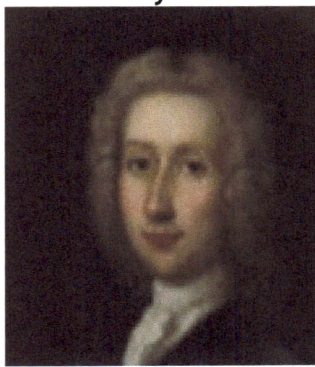

Robert Whytt
Fotoherkunft: wikipedia

Schottischer (Britischer) Arzt und Neurowissenschaftler, Begründer des neurophysiologischen Konzeptes des Reflexes.

Begründer einer klinischen Schule.

Geboren: 06. September 1714 in Edinburgh, Schottland
Gestorben: 15. April 1766, Edinburgh, Schottland

Aus: Wikipedia

Obwohl Robert Whytt vier Jahre jünger war als William Cullen, war er doch dessen Lehrmeister. Nur auf Grund seines späteren Geburtsjahres wird der jüngere Whytt hier in diesem Werk erst nach Cullen beschrieben.

Whytt wiederum hatte auch einflussreiche Lehrmeister. Er war den Lehren eines **Hermann Boerhaave** (1668-1738) sehr aufgeschlossen und begründete im Sinne Boerhaaves eine bedeutende klinische Schule in Edinburgh. Zwei weitere Lehrmeister Whytts sind uns bereits bekannt: Thomas Willis und Thomas Sydenham. Whytt studierte Medizin in Edinburgh, Paris und Leiden.

Eigentlich würde Hermann Boerhaave hier auch eine gebührende Anerkennung zustehen, tat dieser doch die Grundlegung der klinischen Medizin im 18. Jahrhundert. Unter seiner Führung entwickelte sich die Leidener Fakultät zum wohl wichtigsten Zentrum der klinischen Ausbildung in Europa, die verschiedene Schulen ins Leben rief (Wien, Edinburgh), aber auch die Schule **Albrecht von Hallers** (1708-1777) in Deutschland, der hier eigentlich ebenfalls eine gebührende Erwähnung verdient hätte.

Whytt wurde bereits mit 33 Jahren zum Professor für Medizintheorie in Edinburgh ernannt und im Jahre 1761 wurde er zum Leibarzt des Königs von Schottland gewählt.

Es war Whytt, der aufbauend auch auf den Lehren des Thomas Willis, dem Vater der Neurologie und Thomas Sydenham eine Nerventheorie entwickelte, die bald zu einer Grundlage einer komplexen Krankheitslehre wurde. Uns interessiert, dass **Schwerpunkte seiner Arbeit diverse Forschungen über Erkrankungen des Nervensystems** beinhalteten, die für die später sich entwickelnde Psychiatrie und insbesondere Neurologie noch wichtig werden wird. Aber zu Zeiten Whytts waren die psychiatrischen Kliniken noch reine Verwahr- und Aussonderungsanstalten.

Insbesondere hatte es Whytt die Erforschung der tuberkulösen Meningitis angetan, deren pathologische Bild er exakt beschrieb. Zudem erforschte er Probleme der Blase, insbesondere die Auswirkungen resp. das Krankheitsbild von Blasensteinen und endlich auch, wie sollte es anders sein, das hysterische Krankheitsbild.

Es war immer wieder die Hysterie, diese unheimliche aber interessante weibliche Krankheit, die viele Forscher zum Studium animierten und eben auch Whytt. Bereits zu Zeiten eines Hippokrates und eines Platon erwähnt, betraf dieses Krankheitsbild doch insbesondere die weiblichen Organe und die Psyche der Frauen und so wandte man sich immer wieder gerne den Krankheiten dieser ‚Weibsbilder' zu. Man beachte insbesondere die Auszüge des Werkes seines Schülers Cullen ‚von dem hysterischen Übel' weiter oben im Text. (Robert *Cullen, Von dem hysterischen Übel, Auszug S. 595, ‚Entstehung wollüstiger Ideen')*

Aber ein gewichtiger Schwerpunkt seiner Arbeit war wie gesagt die Erforschung des Nervensystems, insbesondere **Beobachtungen über die nervalen Reflexe.** Robert Whytt beschäftigte sich bereits 1751 innerhalb Experimenten mit den Reflexen, die er damals noch ‚Sympathie' nannte. Er beobachtete, dass Bewegungen bei Menschen und bei Tieren durch einen Nervenimpuls ausgelöst werden konnten, auch nach ihrem Tod und demzufolge ohne Involvierung einer lebenden Seele oder eines Geistes. Zu diesen Erkenntnissen gelangte er durch Versuche etwa an enthaupteten Fröschen.

Sein Buch über die Hysterie und Hypochondrie war für die damalige Zeit ebenfalls sehr bedeutend, erwies er sich doch als Vorläufer einer Neurologisierung dieser Krankheitsbilder. (On *Nervous, Hypochondriac or Hysteric Diseases, to which are prefixed some Remarks on the Sympathy of the Nerves, 1764)* 'Über nervöse, hypochondrische oder hysterische Erkrankungen, denen einige Bemerkungen zur Sympathie (Reflex A. d. A.) der Nerven vorangestellt sind.'

In diesem Werk über die Geisteskrankheiten wollte Whytt von der Idee wegkommen, dass ‚Dämpfe' oder etwa die ‚Säfteverderbnis' die Ursache von Erkrankungen des Geistes seien. Er richtete die Krankheitsursache schwerpunktmässig mehr auf die Erkrankungen von Nerven. So analysierte er beispielsweise den **Reflexbogen** als neurologisches Phänomen. Den **Pupillenreflex** des Auges bezeichnet man noch heute hin und wieder als Whytt-Reflex. (Pathogenese der Reflexaktion)

Seine physiologische Erklärung stand stark im Widerspruch, resp. im Gegensatz zum rationalen Seelenkonzept eines Georg Stahl. Whytt fand bei physiologischen Experimenten nämlich heraus, dass für die Reflexwirkung nur ein kleiner Teil des Rückenmarks betroffen war. Auch das Herz selbst, so war er überzeugt, kontrahierte seiner Meinung nach nur auf Grund von nervalen Reizen und nicht etwa durch Impulse der Seele, der Anima, des Geistes oder sonstiger ‚Vitalkräften'.

Viele Krankheiten des Menschen sah er gegeben als neurologische, nervöse Erkrankungen. Viele Erkrankungen wurden nun als Nervenkrankheiten betrachtet. Somit konnte man nach Whytt erst etwa ab dem Jahre 1766 ‚nervös' sein, vorher gab es diesen Ausdruck nicht.

Whytt Forschungen mochten schlussendlich auch die **Entwicklung der Psychotherapie** gefördert haben sowie die **Entwicklung von körperlichen Behandlungsmethoden**. Viele dieser brachialen Körpertherapien führten bei den Patienten zu Schockzuständen und zu heftigen körperlichen (‚nervösen') Reaktionen.

So ist hier anzumerken, dass der oben erwähnte Hermann Boerhaave (1668-1738) seinerzeit selbst ein Schockinstrument konzipiert hatte: den Drehstuhl! Dieses Schockinstrument wurde so lange und so schnell gedreht, nicht nur, dass den Patienten darin schwindelig wurde, sich erbrechen mussten, sondern man dreht so wild und entschlossen weiter, bis diesen das Blut aus der Nase, den Ohren und dem Mund lief. Auch wenn hin und wieder Patienten an der ‚Foltertherapie' starben, berichtete man diese Therapie als äusserst erfolgreich. Auch ein Benjamin Rush (1745-1813), der Begründer der amerikanischen Psychiatrie, war äusserst überzeugt von der klinischen Wirkung eines solchen Drehstuhls.

Weitere Schocktherapie wurden bereits erwähnt: Aderlässe, Abführklistiere, Duschen mit eiskaltem Wasser, Kastration, Drogenabgabe (Beispiele: Belladonna, Kampfer, Digitalis, Datura, Morphium), Hungerkur.

William Tuke

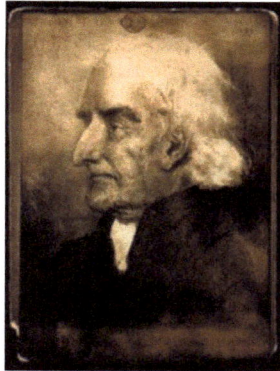

William Tuke
Fotoherkunft: wikipedia

Geschäftsmann, Philanthrop, Quäker. Gründer des psychiatrischen Hospitals ‚York Retreat' (Zuflucht) in York. Widersetzte sich der Versklavung von z.B. Indern und Afrikanern.

Führte humanere Methoden bei der Pflege und Unterbringung von Menschen mit psychischen Störungen ein.
Stichwort: moralische Behandlung (moral treatment).

Geboren: 24. März 1732, York
Gestorben: 06. Dezember 1822,

Aus: Wikipedia

William Tuke gehörte der religiösen **Gemeinschaft der Quäker** an. Seine Zugehörigkeit zu ihren humanistischen und religiösen Ideen und Prinzipien kann man als Basismotivation für sein philanthropisches Handeln gegenüber Menschen mit einer psychischen (und geistigen) Behinderung betrachten, die dazu führte, dass er im Jahre 1796 nach vorangegangener, mehrjähriger Überzeugungs- und Sammeltätigkeit das Yorker „mad-house" ‚The Retreat' bauen und eröffnen liess. (Retreat = Zuflucht, Rückzug)

Auf Grund eines tragischen Todes einer melancholisch veranlagten Quäkerwitwe in einem anderen Hospital, dem Lunatic Asylum in York und den gehegten Verdachtsmomenten darin ausgeübter brutaler Behandlungsmethoden, mochten Tuke und seine Freunde das repressive Regime in dieser Anstalt als Ursache ihres Ablebens betrachtet und bezichtigt haben. Dies löste bei ihm Überlegungen zur Behandlung von Irren allgemein und zur Führung und zur Organisationsform einer Einrichtung mit humaneren (familien- und naturnahen) Bedingungen aus.

Einen möglichen Ausweg aus den inhumanen Bedingungen staatlich geführter ‚Hospitäler' resp. ‚Aussonderungsgefängnissen' wie dem Lunatic Asylum in York, in denen Zwangstherapien wie die

- in Kettenlegung (teils nackt),
- Verabreichung kalter Bäder,
- inhumane Drehstuhltherapie,
- beinahe tödlichen Aderlässen,
- auszehrenden Brech- und Abführtherapien sowie
- lange dauernden Isolationsverwahrungen mit schmerzhaften, körperlichen

Drangsalierungen (Faustschläge, Fusstritte, mehrtägiger Nahrungsentzug) auf der Tagesordnung standen, sah er in der ‚**moralischen Behandlung**‘, die schon zu Batties Zeiten entwickelt und formuliert wurde. Im Englischen hiess diese moralische Behandlung ‚moral management‘ beziehungsweise ‚moral treatment‘.

Unter dem Begriff der ‚Moral‘ jedoch konnte man seit jeher Unterschiedliches verstehen, je nachdem, ob man etwa einen spezifischen religiösen Hintergrund geltend machte oder dem gesellschaftspolitischen Zeitgeist des jeweiligen Landes entsprach, in dem man lebte und handelte.

Auch die Philosophie machte Aussagen über die gesellschaftliche Moral, so etwa Kant mit seiner Moralphilosophie der beherrschenden Leidenschaften. Diese ‚Ideologien‘ hatten beispielsweise auf die Konzeption (Grundgedanke, Idee) der psychischen Krankheit Einfluss, etwa in der Frage, ob Unvernunft selbst verschuldet sei.

Zur damaligen Zeit und auch früher, man kann getrost in die Zeit des Altertums zurückgehen, dachten viele Bürger, **Irrsinn resp. Unvernunft sei durch die Betroffenen selbst verschuldet**. Diese eigene Schuld resp. Schuldzuweisung hatte selbstverständlich direkten Einfluss auf die diesen Irren resp. Insanen auferlegten Therapien. Vornehmlich die christlichen Kirchen, aber auch andere religiöse Strömungen sahen im Befall der Unvernunft des Irrsinnigen eine offenkundige Selbstverschuldung, ermöglicht durch ein Abfallen von Gott (Frevel, Sakrileg, Sünde). Dadurch konnte die Beteiligung des Teufels, der sich in die Seele und die Körper dieser Irren wegen ihrer religiösen und moralischen Fehlbarkeit hatte einnisten können, praktisch unangefochten für vieles erklärt werden.

Tuke also war es, der die Ideen eines Battie resp. Stahl aufnahm und in die Praxis seines neu gegründeten und sozial abgelegenen ‚madhouse‘ in York einführte. Zwar war ein weiterer fundamental wichtiger Beweggrund seiner Institution nicht nur die Umsetzung des moral treatment, sondern auch die Ab- resp. Aussonderung seiner Institution und der darin untergebrachten Irren aus stärker besiedelten Gebieten.

Der Gedanke des Retreat bedeutete daher die Zurückgezogenheit von der Gesellschaft, kombiniert mit dem Ersatz eines fürsorglich liebevollen Zufluchtsortes von dieser erfolgten Aussiedlung resp. Verbannung. Es mochte auch der Wunsch vieler gut betuchter Bürger gewesen sein, solche ‚irren Gemüther‘ aus der aufstrebenden Industriegesellschaft auszusondern und vom alltäglichen Strassenbild zu entfernen, weil ihr grässlicher Anblick und ihre irritierende, aber demonstrative Unvernunft viele stark störte und irritierte.

Aber auch der armen und kränkelnden Arbeiterschaft mochte ein solcher Irrer innerhalb ihrer erbärmlichen Armut und räumlichen Enge eine starke Bürde gewesen sein. Insbesondere der sehr armen Bevölkerungsschicht waren diese Irren eine grosse finanzielle Belastung, kämpften viele doch selbst mit ihrer täglichen Existenz und ihrem täglichen Brot.

Eigentlich muss man von einer Verbannung aus der Gesellschaft reden, wie sie in den bald einsetzenden und in allen europäischen Landesteilen beginnenden Bauvorhaben für Psychiatrischen Kliniken zur Ausdruck kam. Der Gedanke der Absonderung dieser nicht in die Gesellschaft passenden psychisch kranken Subjekten ist in vielen politischen Auseinandersetzungen und Beschlussfassungen für Anstaltsneubauten nachlesbar.

Tuke hatte viel Geld gesammelt und viel Unterstützungswillen innerhalb seines Gesinnungskreises motiviert und zusammen mit Qäkerfreunden dann das Madhouse ‚The Retreat' im Jahre 1796 eröffnet. Die ‚Insanen' und ‚Maden' aus der Gesellschaft zu entfernen, sie aus- und abzusondern - nebst der menschlicheren Begegnung innerhalb des neu erschaffenen Retreat - war für die Mitwirkung gut betuchter Bürger sicherlich mitentscheidend.

Im Retreat wurde nun die moralische Behandlung geübt und soweit es ging auch vollzogen. Dieses moral treatment beinhaltete auch somatische Vorstellungen: wohlwollende und sanfte körperliche Behandlungsverfahren wie warme Bäder zur Entspannung, aber auch die Abgabe geregelter und qualitativ/quantitativ einigermassen den Hunger und die Mangelernährung verhindernde Mahlzeiten. Neben der Abgabe von ‚Medikamenten' damaliger Provenienz, die die Pein lindern sollten, förderte man nun auch einen genügenden und gesunden Schlaf. Dazu gehörte auch der Gedanke einer die Krankheit abschwächende Reizabschirmung und eine förderliche Erholung z. B. in der die Gesundheit wiederherstellenden Natur. Lebenssinn spendete die Arbeit im Madhouse oder im Garten. Daneben gab es auch psychisch/seelische und religiöse Vorstellungen von Pflege und Betreuung.

Diese die Seele kurenden Absichten fundierte auf gegenseitiger Achtung, auf Respekt vor der Andersartigkeit, sowie eben auf dem **Begriff des ‚moral'** (lat. Mores) selbst, die auf Sitte und Brauch, auf Institutionskultur, auf den positiven Glauben an die Wirksamkeit von pädagogischen Mitteln sowie etwa auf menschliche Güte und religiösen Glauben als plurale Wirkfaktoren beruhte, resp. verwies.

Immerhin war The Retreat eine von Quäkern gegründete Institution und ihr spirituell-frommes Credo bestand sicherlich darin, diesen Irrsinnigen eine gewisse Humanität entgegen zu bringen. Dies verlangt Respekt.

Der **Begriff des ‚management'** und ‚treatment' selbst kam der Vorstellung eines therapeutischen Optimismus und einer zu erschaffenden psychiatrischen Empirie (Erfahrungswissenschaft) näher. Die Psychiatrie wurde damit allmählich eine auf Erfahrung gegründeten Wissenschaft, die dem betroffenen Irren in einer Art und Weise durch Erfahrungstherapie zur Genesung verhelfen wollte.

Immerhin waren auch Ärzte resp. Arztanwärter in Ausbildung zugelassen, die ihre medizinischen Ideen und damaligen Behandlungsmethoden für Krankheiten aller Art einbringen und deren Wirkungen beobachten konnten. Das entsprach genau den Ideen eines William Battie, der seinerzeit (1751) sein Hospital St. Luke in London als Ausbildungsstätte für Medizinstudenten bestimmte. Somit erhielt auch The Retreat das Emblem eher eines Cure-Hospital, eines Krankenhauses mit therapeutischem Credo, als eines Care-Hospital, welches eher auf Pflege und Versorgung (und Ausgrenzung) gründete.

The Retreat war zwar sicherlich auch eine Institution mit Verwahrungs- und Ausgrenzungscharakter, aber man machte immerhin einen ersten und noch zaghaften Versuch, dem eingeschlossenen Kranken zu helfen, etwa durch eine humanere Begegnung und einen milieutherapeutischen Ansatz.

Im York Retreat sind auch keine öffentlichen Irrenschauen bewiesen, etwa um Geld einzunehmen oder das Volk zu belustigen. Dies hätte wohl dem Credo des Glaubens der Quäker sehr widersprochen. Bewiesen ist, dass Studenten darin jedoch praktische Erfahrungen von Psychischkranken machen konnten und dies wiederum wird wohl zu einem neuen Verständnis für Irre geführt haben, das bis auf die Ebene der Politik vordrang.

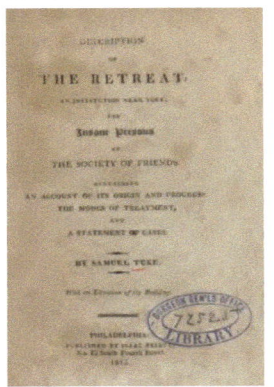

Überliefert wurden die Ideen Tukes zum The Retreat und dessen Ideen durch die ‚*Beschreibung des Rückzugs*' seines Enkels Samuel Tuke, der die Behandlungsformen seines Grossvaters in diesem Buch niederschrieb (1813).
(Description of the Retreat, an institution near York, for insane persons of the Society of Friends. London 1813.)

Es war ein Bericht, der die Prinzipien der moralischen Therapie beschrieb, inkl. des therapeutischen Umfeldes.

Bildherkunft: https://archive.org/Samuel Tuke

Zudem beschrieb das Buch auch die verschiedenen Missstände in den bestehenden Irrenanstalten.

Auch ein Pinel hatte dieses wichtige Buch gelesen und für seine Ideen der Befreiung der Maladen von ihren Ketten verwendet.

In Vorwegnahme auf nachfolgende Zeilen sei hier vermerkt, dass das moral management später seinen Höhepunkt erreichte unter John Conolly (1794-1866). Er propagierte Gewaltfreiheit und den Verzicht auf jeden mechanischen Zwang, was sich in der sog. No-Restraint-Bewegung zeigte.

William Tuke jedenfalls folgte den damals gültigen Quäkerprinzipien respektive den Ideen dieser religiösen **Gemeinschaft der Freunde** und war diesbezüglich sicherlich auf eine strenge Einhaltung ihrer religiösen Überzeugungen bedacht.

Die Grundidee seiner humaneren ‚Psychiatrie' kann umschrieben werden als:
1. Befreiung von den Ketten und von weiteren inhumanen Zwangsmassnahmen
2. Verlegung der Irren in eine schöne, naturnahe Landschaft (Retreat)
3. Verbesserung der Ernährungssituation der damaligen Seelenkranken
4. Integration in einen Familienbund (Familienleben) sowie
5. Tagesbeschäftigung als therapeutische Massnahmen innerhalb des Betriebes und angeschlossener Landwirtschaft.

Selbst das Gebäude, das York Retreat - im Gegensatz zu anderen Verwahrhäusern - kannte bereits luftige und lichte Korridore, in denen sich die Kranken frei bewegen konnten, obwohl ihnen der unbegleitete Gang hinaus in die Freiheit noch verboten war. Man verbesserte auch ihre Ernährungs- und ihre Schlafsituation, liess Krankenbesuche und auch Observationen und damit eine bestimmte Aufsicht zu (Inspektionen) und veränderte die Therapien zugunsten schonenderer Methoden.

Alle darin sich befindenden Personen, auch Pflegende und Ärzte, hatten sich als eine Art von Familie zu fühlen und sich freundschaftlich zueinander zu benehmen. Der Umgang war geprägt von einer **erzwungenen Vernunft**, wo Aggressionen und unvernünftige, gewaltorientierte Handlungen verboten und moralisch sehr verpönt waren. Dieser **Zwang zur Aggressionslosigkeit** und zur **vernunftorientierten Lebensführung** trat an die Stelle eines brachialen Therapiezwanges, war jedoch – familientherapeutisch gesehen – durchaus ebenfalls eine Art von Zwang.

Zuwiderhandlungen drohte man (zuerst einmal mündlich) mit Repressalien und allenfalls jedoch auch mit der In-Ketten-Legung. Somit war durchaus klar, wer im

Retreat die Macht innehatte. Die Autorität Tukes und die dadurch entstehende Einflussnahme seiner Person (er war durchaus eine starke Persönlichkeit) auf die kranken Gemüther war sprichwörtlich und auch gefürchtet. Die religiösen Ideen der Quäker bezeugten jedoch die noch höhere Macht in diesem Mad-house, als die Vorstellungen des moral treatment.

Nach Tuke war die geistige Gesundheit eines Menschen mit der körperlichen Gesundheit verbunden und verlangte daher für sie eine gute Ernährung und viel Bewegung. Dies war Tuke wichtig. Tuke war auch sehr bestrebt innerhalb seines York Retreat allen Beteiligten ein Gefühl von Vernunft und vernuftvollem Umgang zu vermitteln und bekämpfte das Gefühl der Angst vor Repressalien, indem er möglichst auf den Einsatz körperlicher Einschränkungen, auch therapeutischer Art verzichtete und, falls solche trotzdem notwendig wurden, diese dann möglichst human auszugestalten.

Denn auch ihm blieb als letztes Mittel zur Durchsetzung seiner Behandlungskultur letztendlich noch die Anwendung körperlicher Repressalien, wenn Patienten allzu aggressiv wurden (gegen sich selbst und gegen andere) oder wenn sie zu unvernünftig erschienen. Die Intervention war aber eher eine Absonderung des Patienten von der Vernunft-Gemeinschaft, wenn dieser sich in ihr gegenüber unordentlich oder gewaltsam betrug. Oft blieb es jedoch bei der Androhung, tat doch diese auch ihre Wirkung. Die Patienten wurden ermutigt und aufgefordert, möglichst vernünftig und aggressionsarm miteinander umzugehen, was oft gelang.

Im Endeffekt kam es im York Retreat nie zu einem aufsehenerregenden Skandal, wie es beispielsweise im Londoner Bedlam praktisch an der Tagesordnung war und es auch im Yorker Lunatic Asylum vorkam.

York Lunatic Asylum

Diese Irrenanstalt wurde bereits im Jahre 1777 gebaut, also rund 20 Jahre vor Tukes York Retreat. Das Lunatic Asylum wurde nach dem Konzept des William Battie gegründet (‚A Treatise on Madness', 1758) resp. dem strukturierten Management, dem ‚moral management'.

Aber im Jahre 1813 geriet das York Lunatic Asylum in einen politischen Wirbel mit nachfolgender Untersuchung und Kontrolle durch öffentliche Körperschaften. Es kam nämlich das Gerücht auf, dass die dortigen Behandlungen der untergebrachten Irren sehr schlecht und oft auch brutal waren. Nachforschungen ergaben, dass es wirklich zu einigen Missbrauchsfällen gekommen war, ja, dass es auch zu sexuellen Abhängigkeiten und Ausschweifungen kam. Der Aufsichtsrat des York Lunatic Asylums wurde abgesetzt. Es kam zu rechtlichen Neuregelungen und periodischen Inspektionen.

Tuke kombinierte weitere Mittel, um seine Patienten möglichst human zu behandeln:

1. York Retreat wurde in einer idyllisch-ländlichen Gegend als überschaubare Therapiegemeinschaft mit familiärem Charakter gebaut.
2. Beruhigende, schützende und wohlwollende häusliche Atmosphäre und Umgebung für die Patienten.
3. Verzicht auf Gewalt und Zwang soweit möglich (Befreiung von den Ketten).
4. Zurückerlangung der Würde des seelisch kranken Patienten durch humanere Therapiepraktiken (Stichwort: Durchsetzung einer moralischen Behandlung)
5. Nebst körperlichen Therapien auch Anwendung von psychischen und sozialen. Erster Ansatz einer sog. ‚biopsychosozialen' Therapie.

In der Anerkennung der humanen Leistungen eines William Tuke folgen einige Einfügungen zum Thema des Begriffes ‚moral treatment'. Die moralische Behandlung (moral management, moral treatment) war ein frühes psychiatrisches Behandlungskonzept, das zwischen ungefähr 1770 und 1840 via Britannien bald auch auf das europäische Festland (Westeuropa) überschwappte und in vielen Irreneinrichtungen anfangs des 19. Jahrhunderts und auch später bestimmend wurde.

Daraus ergab sich eine Erstarkung der ‚Psychikerbewegung', die auf Pädagogik in der Therapie setzte und zumindest Zwang und Gewalt in der therapeutischen Anwendung zu unterlassen versuchten. Somit erfuhr die ‚moralische Behandlung' eines Battie immer grösseren Anklang. In Frankreich hiess sie, wie bereits erwähnt, ‚traitment moral', in England entstand die Bewegung des Retreats.

Somit kann das auf privater Initiative aufgebaute York Retreat als ein Vorläufer der späteren Sozialpsychiatrie angesehen werden. Auf jeden Fall jedoch revolutionierte Tuke den Umgang mit den Geisteskranken eindeutig. Dieser humanere Ansatz leistete die religiöse Gemeinschaft der Quäker in England.

Eine weitere Grundbedingung zum Bau lag auch im damaligen englischen Bürgertum, welches sich unter dem Einfluss einer sich stark entwickelnden Industrialisierung stark veränderte. In Frankreich führte diese gesellschaftliche Veränderung schliesslich in die Revolution von 1789.

Etwa zeitgleich also revolutionierte **Philippe Pinel** in Frankreich die Behandlung von Psychischkranken (Befreiung der Kranken von ihren Ketten, 1793) im Spital Bicêtre in Paris. Stichwort hier: ‚traitement moral'. Weitere Umwälzungen dieser Art in psychiatrischen Verwahranstalten, insbesondere die Befreiung von den Ketten und eine humanere Behandlung der Kranken erfolgte in Genf durch **Abraham**

Joly, 1787 sowie auch in Bayreuth durch **Johann Gottfried Langermann,** 1805. Auch ein **Vincenco Chiarugi** in der Toscana folgte diesem Ansinnen und befreite 1788 die Psychischkranken von ihren Ketten.

Einige Jahre später, ab 1839, vertrat dann der Brite **John Conolly** vehement und konsequent die Ansicht, die Psychischkranken von ihren Ketten zu befreien und jedem mechanischen Zwang zu entbehren (No restraint).

In der Psychiatrielandschaft fand somit nicht nur die Animismus-Theorie Stahls vermehrt Anklang, sondern auch die behutsameren Umgangs- und Therapieformen eines Battie und Tuke, was eine Erstarkung der Psychikerbewegung bewirkte. Man erkannte den Menschen nicht mehr nur als Körperlichkeit, als Soma, was zu einer physisch-mechanischen Therapie verleitete, sozusagen weil man die ‚Insane persons' über das Körperliche behandelte, sondern man anerkannte, dass der Mensch eben auch beseelt war (Psyche).

Mit der Anerkennung, dass auch Psychischkranke eine Seele hatten, änderte man die Therapie in Richtung einer Berücksichtigung seelischer sowie moralischer Momente, was den bisher vorherrschenden Somatismus mit seinen teils brutalen Körpertherapien (je nach Schule und Anhängerschaft) nun in Frage stellte. Dafür aber erhielten Moralüberlegungen mehr Gewicht. Diese Moralüberlegungen kannte bereits die antiken Wissenschaft.

Die ‚Physiker resp. Somatiker' wurden nun zurückgedrängt durch die ‚Psychikerbewegung'. Cullen und Whytts, wie auch Battie und Tuke, aber auch Stahl, Sydenham und Willis waren diesbezüglich Wegbereiter für diesen psychischen Ansatz.

Das Retreat als Prinzip, das ‚moral treatment' fand nun Vorbildcharakter für viele bestehende Irrenhäuser, aber auch Vorbildcharakter für die späteren Gründungen von Irrenanstalten, die oft ausserhalb der Stadtmauern, in den angrenzenden Stadtgebieten und in der dort noch bäuerlichen und unberührten Natur gebaut wurden.

Das war nun eine wiederum sehr zeitgemässe und gesellschaftlich bedingte Art von Ausgrenzung von Psychischkranken aus der Gesellschaft, wenn man bedenkt, dass damit eine (zumindest räumliche) Trennung der Patienten von ihren nahen Angehörigen und von ihrer alten und gewohnten Lebensumgebung vollzogen wurde. Diese Ausgrenzung der Kranken von ihrer einstigen Gemeinschaft, also von vielen sozialen Bezügen, war ebenso auch eine Ausgrenzung von Arbeit und

Einkommen. Das wäre heute selbstverständlich nicht im Sinne einer modernen Gemeindepsychiatrie.

Die Ideen des ‚moral management' fanden also Anklang in England (Conolly), aber auch weitere europäischen Landesteilen, wie etwa in Frankreich (Pinel), in Italien (Chiarugi), in Deutschland (Reil), dessen liberale Handlung sich im übrigen Deutschland jedoch nicht überall durchsetzte. Die Verbreitung dieser Idee erfolgte bald auch auf weitere Kontinente: schlussendlich auch in den USA.

Das Ursprungsland der ‚Idee der Befreiung' jedoch war England (englische Aufklärungsmoralistik). Die Bewegung unterschied sich jedoch hinsichtlich des Begriffes der ‚Moral', wobei einmal dieser Begriff eher moralisch, quasi als gemeinschaftlicher Aspekt, als heilsamer Einfluss durch die Gemeinschaft gemeint war, ein andermal eher psychologisch-subjektiv intoniert wurde. So etwa war das englische ‚moral management' nicht dasselbe wie das französische ‚traitement moral' eines Pinel, das eher administrativen Charakter aufwies, wobei Pinel's Moral weiterhin auf gewisse Zwangsbehandlungen gründete.

Die Anwendung des moral management hatte noch einen negativen Nebeneffekt: Es gab nun arme und die reiche Irre. Die reichen fanden oft eine Unterbringung in privaten Häusern (Tukes York Retreat, Conollys Hanwell Asylum). Die armen Irren jedoch verblieben in den öffentlichen Asylen, wo sie weiterhin entrechtet, weggesperrt und zwangsbehandelt wurden. Die soziale Distanz zwischen reichen und armen Irren wurde damit vergrössert.

In jedem Land, wie etwa in Deutschland, sah man entweder die gesellschaftliche Verantwortung eher im Vordergrund, oder schob im Gegensatz zu dieser Einstellung eher das Sicherheitsdenken (Bevölkerungsschutz) in den Vordergrund. Das Sicherheitsdenken setzte eher auf die Verwahrung und Wegsperrung der Irren. Diese Einstellung setzte sich im Grundsatz mehrheitlich durch.

Abschliessend zu den Ausführungen zum Thema des **moralischen Managements** und auch zu Tuke stellen wir fest, das das ‚moral management', respektive die Bewegung der Befreiung von Ketten und Zwangsbehandlungen im Grunde genommen weitere Väter kennt: Bereits Aulus Cornelius Celsus und bei Avicenna (siehe dort) rieten, die Geistesverwirrten durch gewaltfreies Schaukeln zu besänftigen. Derselbe Celsus jedoch propagierte gleichzeitig die in-Ketten-Legung bei unruhigen und tobenden Kranken, die als allgemeingefährlich galten und empfahl auch, dass diese Tobenden mittels Hunger und Schlägen gefügig gemacht, sprich gebändigt werden sollten.

Franz Anton Mesmer

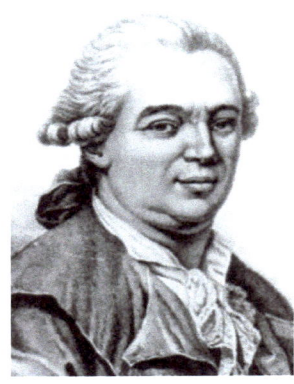

Franz (Friedericus) Anton Mesmer
Deutscher Arzt, Begründer des animalischen Magnetismus
und Mesmerismus, Hypnosetherapeut

Studium der Logik, Metaphysik und Theologie in Jesuiten-
Universität sowie kurzzeitig auch Mathematik, Philosophie, Physik, alte Sprachen und Französisch

Ab 1759 Studium in Wien: Jura und im Jahre 1776
Doktorgrad in Medizin

Geboren: 23. Mai 1734 in Iznang (Höri) bei Radolfzell
Gestorben: 05. März 1815, Meersburg bei Konstanz

Aus: Wikipedia

Darf man den **Mesmerismus** unter unserem Kapitel: Vorpsychiatrische Zeit überhaupt einreihen? Inwiefern kann man sein **animalischer Magnetismus** diesem
Kapitel zuordnen? Unterliegen Mesmers Lehren nicht vielmehr einem Hang zur
Magie und Esoterik? Ist nicht alles Mystik, Wunderheilung und Zauberei oder Parapsychologie? Oder hat dieser Magnetismus doch eine Bindung zu physikalisch-
astronomischen Prozessen? Eine Verbindung zum Qi, der chinesischen Lebensenergie? Der Lebensenergie des Prana? (Reichs Orgon?)

Und vollbrachte Mesmer nur Wunder und hatte niemals wirklich geheilt? Oder
beruhten diese Wunder nur auf nicht nachvollziehbaren parapsychologischen Wir-
kungsweisen, auf Illusionen oder auf hypnoseähnlichen Prozessen, die man allesamt nicht wissenschaftlich erklären konnte? Haftete dem Mesmerismus nicht zu
viel einer Sensationsaura an? Mit Psychiatrie hatte doch dieser ‚thierische Magnetismus' nichts am Hut!? Oder?

Abschliessend zu dieser Frage, ob man den Mesmerismus in dieses Kapitel einbringen könne, teile ich die Meinung, dass die Lehren des Mesmerismus auf verschiedene Bereiche der Psychologie, die sich zwar erst einhundert Jahre später
unter dem Einfluss **Jean Martin Charcots** und **Sigmund Freuds** explosionsartig verbreiteten, einen grossen Einfluss hatten. Da wären zu nennen: der **Somnambulismus**, die **Psychoanalyse**, die **Suggestionstherapie** und die **Hypnose**.

Mesmer betrieb eine Art von hypnotischer Psychotherapie mittels seines thierischen Magnetismus, indem Menschen, zwar freiwillig, in seine ‚Praxis' kamen,
ähnlich einer Sprechstundenpsychiatrie, um sich von ihm und seinen Hilfskräften

behandeln zu lassen. Ebenfalls eine Form von Sprechstundenpsychiatrie betrieb ja seinerzeit auch bereits Georg Cheyne im Badeort Bath.

Mesmer erörterte seine Lehre eigentlich stets ungenau und unklar, berichtete von einer geheimnisvollen planetarischen Kraft, welche Einfluss auf den menschlichen Körper habe. Nicht nur, dass die Sonne oder ein Planet (Mond) auf die Laufbahn eines anderen Gestirns Einfluss nähme, beispielsweise einen gehörigen Einfluss auf Ebbe und Flut der Meere habe, sondern auch einen Einfluss auf lebendige Körper und Seelen, vorzüglich auch auf das menschliche Nervensystem. Hierin könnte man ihm Recht geben, sind Lebewesen jedweder Art doch Lebewesen dieses Universums.

Mesmers Magnetismus hatte denn auch, ausser zu Beginn seiner Tätigkeit, nur noch wenig mit dem physikalischen Magnetismus der Metalle, also der Magnetkraft zu tun, dafür mehr mit einem geheimnisvollen ‚Einfluss der Himmelskörper auf unsere Erde', der ‚gravitas universalis'. Das chinesische Qi (Chi), diese uralte Vorstellung der Lebensenergie des alten China, die durch den menschlichen Körper fliessen soll, kam den Mesmerschen Magnetisierungsmethoden näher, als der eigentlich metallische Magnetismus. Mesmer war also der Psychologie näher als der Physik und reiht sich deshalb gut in unser Kapitel ein.

Er erklärte sich durch Zuhilfenahme dieses Prinzipes auch die monatliche Zeit der Frauenzimmer (Menstruation), ja weit mehr, nämlich alle periodischen Veränderungen, welche die Ärzte in der ganzen Welt bei vielen Krankheiten bereits zu seiner Zeit beobachteten. Viele Krankheiten waren periodisch.

Mesmer stellte sich ein flüssiges Fluidum in einem das Universum ausfüllenden Äther vor. Dieses Fluidum würde im Körper bestimmter Menschen konzentriert. Vorzugsweise im Körper Mesmers selbst, der dadurch in der Lage war zu heilen. Er konnte dieses ‚magnetische' Fluidum mit Hilfe seiner Hände in die Körper kranker Menschen ausstrahlen, quasi dieses auf gewisse Körperstellen übertragen und dadurch Stockungen in den Nerven- und Körpersäften der Kranken auflösen und alles wieder in einen harmonischen und damit gesunden Gang bringen. Mittels seiner Magnetkuren sollten Störungen dieses fluidalen Gefüges korrigiert werden. Störungen des fluidalen Gefüges waren gemäss Mesmer Krankheiten.

Und zwar eben vermittelst dieser alles durchdringenden Flüssigkeit, des ätherischen Fluidums, welches als thierischer Magnetismus durch alle Körper fliesse. Diese quasi universale Flüssigkeit verstärke oder schwäche die Schwere, den Zusammenhang, die Schnellkraft, die Reizbarkeit und Elektrizität in organischen Körpern, adäquat zur Ebbe und Flut.

Diese Ausstrahlungen musste man sich als magnetische Strahlung denken, die aber von lebendiger Qualität sei. Diese lebendige Qualität der Strahlung nannte er deshalb ‚**thierischen' Magnetismus.**

Wenn Mesmer also kranke Körperstellen als Magnetiseur berührte, verstärkte er deren Magnetismus (Fluidum) oder schwächte ihn ab und versuchte ihn zu harmonisieren. Mit gleichmässigen Bewegungen, sogenannten ‚Passes', unmittelbar über der kranken Körperoberfläche strich er mit seinen Magneten entlang. Soviel einstweilen zur Wirkvorstellung.

Kurzer Lebenslauf
Franz Anton Mesmer wuchs in Iznang, heute einem Ortsteil von Moos am Unteren Bodensee auf der Halbinsel Höri auf. Die Gegend war bäuerlich-ländlich, idyllisch und beschaulich. Sein Geburtshaus, ein schönes renoviertes Fachwerkhaus, steht noch heute und kann, zumindest von Aussen, besichtigt werden. Er stammte aus einer kinderreichen Familie, so wie es damals Tradition war.

Ab dem 9. bis zum 12. Altersjahr erhielt er Musik- und Lateinunterricht im Kloster Grünenberg (zwischen Gaienhofen und dem Ortsteil Weiler gelegen) und besuchte dann bis 1750, auf Grund eines von einem Bischof des Fürstbistums Konstanz gesprochenen Stipendiums, das Jesuitenkolleg in Konstanz. Heute ist das das Stadttheater.

Seine Studienjahre verbrachte er daraufhin an der Jesuitenuniversität Dilligen, wo er Logik, Metaphysik und Theologie studierte und ab 1753 dann nochmals Theologie am Jesuitenkolleg der Universität Ingolstadt. Dort studierte er auch Mathematik, Philosophie, Physik, alte Sprachen und Französisch. Damit war er ein breit wissender Gelehrter geworden, sein Wissen also stark fundamentiert, beinahe universal.

1759, im Alter von 25 Jahren, siedelte Mesmer nach Wien um. Diese Umsiedelungen, vor allem in späteren Jahren, waren oft Fluchten aus misslichen Situationen, in denen es für ihn und seinen Lehren und Praktiken brenzlig wurde.

In Wien studierte er zusätzlich noch Jura und Medizin! Bald akzeptierte man ihn als Schüler des Hofarztes der österreichischen Kaiserin Maria Theresia. Zudem wurde er Schüler eines ehemaligen Schülers des berühmten Arztes Boerhaave, der bereits Erwähnung fand. Mesmer erhielt 1776 den Doktorgrad.

Bereits viel früher dachte man, dass der Einfluss der Gestirne verantwortlich war für den Ausbruch von Krankheiten wie Manie und Depression und suchte nach bestimmten Planetenkonstellationen, die dieses pathologische Geschehen angeblich hätten fördern sollen. Diese Studien sollten Mesmer sehr prägen wie auch die Beschäftigung mit Paracelsus.

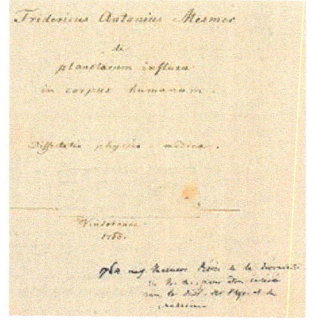

Seine Doktorarbeit schrieb er zum Thema: ,Der Einfluss der Planeten auf den menschlichen Körper'. Die Lehren des Paracelsus mochten ihn inspiriert haben, als er bemerkte, dass die gegenseitigen Anziehungskräfte der Planeten auf Grund eines feinen (feinstrukturierten), rein physisch zu verstehenden Fluidums erfolgen würden.

Handgeschriebene Manuskriptseite: De planetarum influxu in corpus humanum

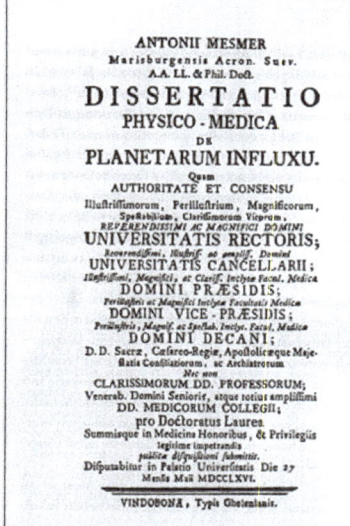

Das besagte Fluidum war nach Mesmer zwar durchaus magnetisch gemeint, anfänglich noch im Sinne zur Theorie der Gravitation und in Entsprechung zum Ferromagnetismus, zur Wärmelehre, zur Elektrizität und auch zum populären Galvanismus. Galvanisieren heisst durch Elektrolyse mit Metall überziehen.

Mesmer glaubte, dass der Mond und die Planeten im menschlichen Körper gewisse Wellen einer Flüssigkeit produzieren würden und postulierte, dass eine Störung resp. Blockade dieser unsichtbaren Flüssigkeit die Ursache vieler Krankheiten sei.

Titelblatt der gedruckten Doktorarbeit von F.A.Mesmer "De Planetarum Influxu" mit Angabe des Datums der öffentlichen Disputation (17. Mai 1766).

Man musste seiner Meinung nach also diesen stockenden Fluss wieder in einen gesunden und harmonischen Gang bringen mit Hilfe des ‚animalischen Magnetismus'.

Auch W. Cullen berichtete im Jahre 1776 von einem sog. Nervenfluidum und ging von der These aus, dass eine Art Nervenkraft, welche sich im Nervensystem von Lebewesen befindet, die Aufgabe habe, einen mittleren Tonus des Körpers zu bewahren. Ebendieses Nervenfluidum bewirke eine Tonusänderung und führe zu verschiedenen Zuständen des Gehirns. Die Folge sei eine Erkrankung des Menschen. Ein Spasmus der Nerven führe zur Manie; eine Atonie zu einer Melancholie.

Cullen wie Mesmer bemerkten dieses Nervenfluidum somit in etwa zur gleichen Zeit und es stellt sich heute die Frage, wer von beiden denn nun der eigentliche Erfinder dieses ‚Fluidum' ist, von dem in einem gewissen Sinne auch Cheyne sprach.

Nun hatte dieses ‚Fluidum' gemäss Mesmer jedoch mit der zwischenmenschlichen Kommunikation zu tun, die man allgemein auch als ‚Rapport' bezeichnet. Im Sinne der Psychologie meint Rapport den unmittelbaren Kontakt zwischen zwei Personen, etwa zwischen einem Hypnotiseur und dem Hypnotisierten (Mesmer), aber auch zwischen dem Analytiker und dem Analysand (wie bei S. Freud) oder auch zwischen einem Versuchsleiter und einem Medium.

Im Gegensatz zum psychologischen Verständnis des Rapports jedoch dachte Mesmer diese eher als einen magnetisierend-fluidalen Rapport, ausgelöst und angetrieben durch unsichtbar fliessende Ströme, Strahlen oder Wellen, die – via Universum – vor allem durch ihn, Mesmer, auf die ihm ergebenen und genesungshungrigen Patienten überspringen würden. Mesmer selbst wurde nun zum heilenden Vermittler dieses Fluidums, welches er meisterlich zu handhaben wusste.

Mesmer postulierte also dieses ‚rapportierende' Fluidum, welches begrifflich nicht klar einzuordnen und selbst von ihm ungenügend erklärbar war, ja sich überhaupt einer exakten wissenschaftlichen Begrifflichkeit entzog. Dies machte seine Theorie angreifbar, eben weil sie auch unklar war.

Auch die Theorien der heutigen Homöopathie gehen in eine unklare Begrifflichkeit hinein und sind durch nichts, durch keine noch so moderne Technik, bis heute. nachweisbar. Das bleibt ein grosses Manko für die Homöopathie.

Im Jahre 1768, mit 34 Jahren, zwei Jahre nach seiner Dissertation, heiratete Mesmer eine reiche Witwe in Wien. Diese ermöglichte ihm einen Lebensvollzug in einer grossen stattlichen Villa mit eigenem Laboratorium und eigener Arztpraxis. Das Anwesen war umgeben von einem grossen Garten und verfügte über ein eigenes Theater, in dem auch eine Uraufführung stattfand.

Es war seine Liebe zur Musik, die ihm einige interessante Bekanntschaften innerhalb der Wiener Bevölkerung einbrachten: Er hatte Umgang mit musikalischen Grössen wie Willibald Glück, Joseph Haydn, Leopold Mozart und auch mit dessen Sohn Wolfgang Amadeus (1756-1791), der damals noch ein Jüngling im Alter von 12 Jahren war.

Mesmer gab den Auftrag für ein Singspiel: ‚Bastien und Bastienne' von Mozart, welches wohl in seinem Wiener Theater oder im Garten erstmals aufgeführt wurde. In einer Rolle dieses Musikstückes erkennt man noch heute mesmerschen Magnetismus, wobei in Mozarts Oper ‚Cosi fan tutte' in einer Art von Parodie ein vermeintlich Vergifteter durch die Magnetisierungsmethode Mesmers geheilt wird. Oft wird dabei ein sehr grosser hufeisenförmiger Magnet ins Musikspiel eingebracht.

Mesmers Hang zur Musik wird wohl auch den Anstoss gegeben haben, dass er sich früh mit dem Instrument der **Glasharmonika** beschäftigte und es selber zu spielen begann oder es durch andere während seiner Therapien erklingen liess.

Eine Glasharmonika ist eine Art röhrenförmige Harfe, die man um eine Achse dreht und die dann feine sphärische Töne beruhigender, entspannender, besänftigender und zentrierender Art von sich gibt. Wolfgang Amadeus Mozart komponierte zwei Stücke für eine solche Glasharmonika, von ihm aber Glasharfe genannt. Beide sind nachzuhören unter KV 647 und KV 356.

Zu Zeiten Messmers stellte man sich den Magnetismus in der Gesellschaft verklärt vor. Dieses Magnetische dachte man sich als eine Art von Strahlung, als Fluidum, das auf den menschlichen sowie auch auf den tierischen Organismus heilsam einwirken könne.

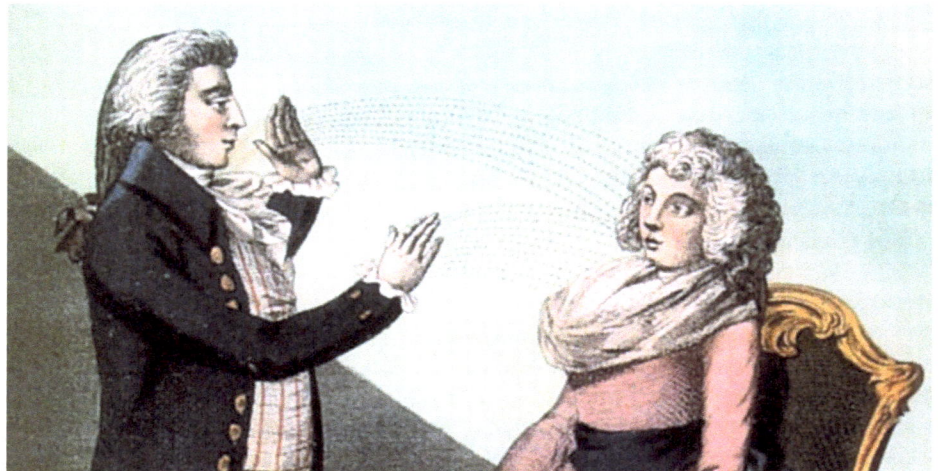
Bildherkunft: wikipedia.org

Innerhalb mehrwöchiger Magnetkuren versuchte Mesmer die körperlichen und mentalen Störungen und Krankheiten mittels Eingriffen in das fluidale Gefüge des Körpers der Hilfesuchenden zu beseitigen und dieses mittels Harmonisierung zu korrigieren. Mesmer war die Harmonie als Thema sehr wichtig.

Mesmer begann also in seinen Wiener Zeiten mit Experimenten. Anfänglich therapierte er noch mit Zuhilfenahme von wirklichen Magneten, die er in der Hand hielt. Aber bald war er überzeugt, dass nicht eigentlich diese Magnete wirkten, die er an und auf sich trug, sondern dass eine Heilung der Kranken durch seinen Körper oder vielmehr durch seine eigenen Hände und wohl auch durch seine hierbei ausgeführten Rituale selbst erfolgen musste. Diese Erkenntnis war ein Paradigmawechsel.

Er behauptete nun nämlich, die in ihm sich befindende fluidale, kosmische Energie sei zuständig, mittels der er bei anderen Menschen die Ordnung im Gefüge ihrer entgleisten, kranken Fluidalität bringen könne. Magnete würden ihn dabei nur unterstützen. Dieses Fluidum nun ortete Mesmer in und um seinen Körper herum, welches bis in den Kosmos und zu den Gestirnen reiche. Er postulierte also einen eigenen, in ihm innewohnenden animalischen Magnetismus, dem er nun immer stärkere therapeutische Kräfte zuschrieb. Damit war er endgültig zu einem heilenden Meister aufgestiegen.

Die verschiedensten esoterischen Lehren und auch Kulte verwenden noch heute solche doch eher abstrus klingende ‚fluidalen Konzepte'. Moderne Esoteriker bewegen sich somit noch immer sowohl auf altchinesischem wie auch auf mesmerschem Niveau. Die Wurzeln dieses Glaubens rühren denn auch bis in die Antike zurück, nur verband man dieses ‚magnetische Fluidum' damals noch mit einem Dämon, einem Geist oder mit Gott. Mesmer hielt dem insofern dagegen, als dass ‚sein' Fluidum nun eine **physikalische Grösse** erhielt und mit dem dämonologischen Aberglauben seiner Zeit gründlich brach und abrechnete. Dies musste der oberen Gesellschaftsschicht sehr imponiert haben.

Heutige Esoteriker behaupten auch sie verfügten über heilende Hände. Sie preisen ihre ‚fluidale' Körperlichkeit heilenergetisch an und machen ‚therapeutisch' damit gross Kasse. Sie betreiben Schulungen und lernen angehende Esoteriker, die eine eigene, gut gehende Praxis ins Leben rufen möchten, diese wundersame Hand-Heil-Methode. Selbstverständlich nicht ohne für den zertifizierten Schnellkursus, der oft nur ein Wochenende lang dauert, einen gehörigen Obolus zu verlangen.

Sie preisen mesmersche Dienste an, reden jedoch von Chi oder von Bio-Energien, also von fliessenden Energien, die im Körper ihrer ‚kranken' Klientel unterbrochen seien und daher dieses oder jenes Beschwerdebild hervorbrächten. Sie reden von Blockaden des Energieflusses, die es zu lösen gilt - wie Mesmer es tat - und die Krankenkassen decken diese diversen Therapietheorien, die manchmal beinahe lächerlich daherkommen, in ihren Zusatzversicherungen noch grosszügig ab. Die Idee der Bio-Energie, aber auch die des Magnetismus hat Menschen immer wieder inspiriert, obschon wissenschaftlich bis heute nichts erwiesen ist.

Mesmer entdeckte seine Heilkraft also im Jahre 1766 und nannte sie, wie gesagt, den **animalischen resp. thierischen Magnetismus**. Sogleich florierte sein eilends gegründetes Spitalhaus in Wien, zog viele gut betuchte Patienten der höheren Gesellschaft an, die sich durch Mesmers physikalische Methode behandeln liessen und wo er unglaublich hohe Honorare fordern konnte.

Sein grosser Erfolg jedoch rief in der Ärztewissenschaft sogleich Skeptiker auf den Plan, die dem animalischen Magnetismus kritisch gegenüber standen. Besonders der nachfolgend geschilderte Fall sorgte für grosses Aufsehen und heftige Kontroversen.

Mesmer behandelte behandelte ein recht bekannte, beinahe blinde Pianistin und Komponistin namens **Maria Theresia Paradis** (1759-1824), wobei seine Therapie, bezogen auf ihr Augenlicht, eigentlich nicht viel brachte, im Gegenteil zu seiner persönlichen Auffassung.

Maria Theresia Paradis (1759-1824) Pianistin, Komponistin.
Obwohl seit ihrem vierten Lebensjahr erblindet, soll sie angeblich an einer **neurotischen Blindheit** leidende Person gewesen sein, die auf Heilung hoffte. Der Arzt und Magnetisieur Mesmer beschrieb das Heilverfahren und dessen Schwierigkeiten der Junfger Paradis in seiner ‚Abhandlung über die Entdeckung des thierischen Magnetismus' (1781).

Stichworte neurotische Blindheit: Neurose, Hysterie, Konversionsstörung.

Inwieweit ihre Blindheit wirklich neurotischer Art gewesen sein soll, entzieht sich hier der Erkenntnis. Immerhin diagnostiziert Mesmer bei ihr den ‚vollkommenen Staar'. Sie soll bereits ab dem 4. Lebensjahr erblindet sein, wobei dieses Alter nicht eindeutig auf ein neurotisches Geschehen schliessen lässt.

Mesmer selbst beschreibt in seiner viel beachteten ‚Abhandlung über die Entdeckung des thierischen Magnetismus' (1781) die Symptomatik der Jungfer Paradis folgendermassen (S. 33, untenstehend abgedruckt):

erreichen. In dieser Absicht nahm ich , nebst andern Kranken, die 18 jährige Jungfer Paradis deren Eltern bekannt genug sind , in die Cur, Ihro Kayserlich Königl. Majestät kannten sie selbst , dann sie erhielte , seit ihrem 4ten Jahr. als eine stockblinde Person , von Ihrer hohen Milde , ein Gnadengehalt. Diese Jungfer hatte einen vollkommenen Staar und Gichter in den Augen, war melancholisch, und litte an Verstopfungen der Milz und Leber , die Ihr öfters solche Anfälle von Wahnsinn und Wuth zuzogen , daß man sie beynahe für gänzlich toll halten mußte.

Mit dem Ausdruck ‚Gichter', die auch ‚Fraisen' genannt wurde, meinte man damals eine Störung, respektive ein Krankheitsbild, welches der **Eklampsie** nahe kam: „Sich sehr aufregen, in Schreikrämpfe verfallen, die Nerven verlieren, unruhige Zustände kriegen, in Ohnmacht fallen, Zuckungen und auch Krämpfe bekommen".

Die ‚Gichter kriegen' war eine volkstümlich-medizinische Bezeichnung von Krämpfen, Zuckungen und Lähmungen, zumeist bei Kindern, die oft als Todesursache angegeben wurde und mehrere Ursachen (Brechdurchfall, Verstopfung, Wurmreiz, fieberhaften Krankheiten) haben konnte.

Das Gesamtbild aller angegebenen und durch Mesmer beobachteten Symptome bei der Jungfer Paradis, wie Gichter, Melancholie, Verstopfungen der Milz und Leber, Anfälle von Wahnsinn und Wut, die auf eine Tollheit hindeuten, zeigen jedoch eine hysterische Komponente an.

Immerhin therapierte Mesmer in einer auffälligen Gegensätzlichkeit zu den sonstigen grausamen ärztlichen Behandlungsmethoden seiner Zeit, die Frau Paradis sich bis anhin hatte gefallen lassen müssen. Zu diesen Behandlungen früherer Ärzte gehörten etwa das Blasenpflaster, Blutegelansetzungen sowie mehrfach verabreichte Elektrobehandlungen (die Literatur erwähnt bis zu 3'000?), die teils durch die erblindeten Augen dieser gepeinigten Patientin erfolgt sein sollen. Diese ‚Therapien', die die Ärzte vor den Eingriffen Mesmers bei der Jungfer Paradis angewandt hatten, blieben allesamt erfolglos, wurden jedoch durch keine Ärztegilde oder Kommission medizinisch beargwöhnt oder in ihrer Wirkung angezweifelt.

Mesmers sanfte und nicht nur auf die Physik sondern auch auf die Psyche der Klientel gerichteten und wohlwollenden Kurmethoden wurden in der höheren und reichen Gesellschaft schnell beliebt und fanden grossen Anklang. Vermutlich weil sie so sanft und schmerzlos waren. Dieses zahlungskräftige, gesellschaftlich hochstehende Klientel jedenfalls wurde bald zu Mesmers Hauptkundschaft in Wien, mit der er viel Geld – und einiges Ansehen – erwirtschaften konnte.

Mesmer organisierte in seinem Wiener Klinikum öffentliche Schauveranstaltungen, um die Therapiefortschritte an seinen ihm überlassenen Mündeln darzustellen. Auch Jungfer Paradis hatte während solcher Schauveranstaltungen durch Nachprüfungen, welche das Publikum selbst veranlasste, zu überzeugen, wie sehr ihr Augenlicht inzwischen gefördert worden sei durch Mesmers ‚thierischen Magnetismus'. Auch Ärzte waren herzlich dazu von Mesmer selbst eingeladen worden. Mesmer versuchte mit diesen Schauveranstaltungen seinen Therapieerfolg zu demonstrieren, was nur teils gelang, auch wenn das anwesende Publikum immer wieder erstaunt applaudierte und eine Heilung mündlich bezeugte.

Im Jahre 1777 stellte nun eine Wiener Expertenkommission fest, dass Mesmers Heilmethode – der animalische Magnetismus – nichts anderes als **Betrügerei** sei und forderten Mesmer auf ‚dieser Betrügerey ein Ende zu machen' (Abhandlung über die Entdeckung des thierischen Magnetismus', 1781, S. 41). Sie nahmen Einfluss auf die Eltern der Jungfer Paradis und verlangten von Mesmer, diese ihren Eltern zurück zu geben, wenn dies ohne Gefahr für die Kranke geschehen könnte.

Die Eltern Paradis forderten die Tochter sogleich vehement zurück und wollten sie aus der ‚betrügerischen' Therapie Mesmers befreien. Der Vater, ein Offizier, ging mit einem Degen auf Mesmer los, wurde jedoch von Bediensteten dabei gehindert. Auch die Mutter keifte und tobte in der Manier der damaligen Zeit und fiel auch prompt in eine Ohnmacht, nicht bevor auch sie eine hysterische Komponente, wie ihre Tochter, an den Tag legte.

Mesmer wandte sich nach diesem unsäglichen Auftritt der Eltern Paradis sogleich wieder der Jungfer zu, die krankheitsmässig wieder wie am Anfang aller Bemühungen zu sein schien, so sehr hatte sie das brutale Gekeife ihrer auch handgreiflich gewordenen Mutter und der aggressiv-theatralische Degenangriff ihres Vaters mitgenommen. Sie reagierte prompt mit erneuter Blindheit und mit einem weiteren Gichter- und Tobsuchtsanfall.

In seinem Buch (*Abhandlungen über... S. 39, 1781*) ist nachzulesen, wie sich das Ganze abspielte: ‚*Indem ich hiermit beschäff...* ‘:

39

tiget war,‘ hört ich ein neues wüthendes Geschrey und abwechselnde wiederholte Bemühungen, die Thüre des Zimmers, worinn ich mich befand, aufzureissen und wieder zuzuschmettern. Diß war Herr Paradis. Seine Frau hatte ihn durch einen ihrer Bedienten ruffen lassen. Er kam mit blossem Degen in mein Haus, und suchte in das Zimmer zu dringen, mein Bedienter aber bemühte sich ihn abzuhalten, und stellte sich vor die Thüre. Endlich wurde der Rasende entwafnet, und verließ, unter tausend Flüchen über mich und die Meinige, meine Wohnung. Seine Frau hingegen lag in Ohnmacht, ich ließ ihr die nöthige Hülfe leisten, und sie begab sich nach einigen Stunden hinweg. Aber ihre unglückliche Tochter bekam Erbrechen, Gichter und Anfälle von Wuth, welche das geringste Geräusch, vorzüglich der Ton der Glocken biß zum Erstaunen vermehrte. Ja sie wurde durch den heftigen Stoß, den ihr ihre Mutter gegeben hatte, wieder blind, und diß ließ mich sehr viel für ihr Gehirn befürchten.

Immerhin liessen beide Elternteile von ihrem Vorhaben eine Zeit lang ab und Mesmer konnte sich der Jungfer Paradis therapeutisch wieder intensiv widmen, indem er sie insgesamt an rund 30 Tagen mit seiner Magnetisierungsmethode therapierte.

Seiner Einschätzung nach übrigens mit erneutem Erfolg. Gemäss seiner Ausführungen in besagtem Buch mussten seine therapeutischen Bemühungen ungemein intensiv gewesen sein und fanden über mehrere Stunden pro Tag statt. Sie nahmen die Form einer Krisenintervention an.

Hinter Mesmers Rücken aber verteilte nun die Familie Paradis das Gerücht, dass ihre Tochter noch immer blind sei und ‚von den Gichtern geplagt‘ (S. 43, Abhandlungen über..., 1781).

Mesmer hatte die Tochter Paradis dann ,*den 8ten Junius*' wirklich freigegeben, worauf diese zu den Eltern aufs Land zog. Soweit einstweilen zur Geschichte der Jungfer Paradis.

Die Anschuldigungen der Wiener Ärzteschaft jedoch waren massiv und Meister Mesmer floh aus Wien quasi Hals über Kopf und dislozierte nach Paris, wo er sich im Februar 1778 – ohne Frau - niederliess. Dort baute er unverzüglich eine neue grosse private Praxis auf, die nach kurzer Zeit bereits gut frequentiert wurde.

In einem Hotel eröffnete Mesmer eine luxuriöse Praxis. Sogleich wurde er dermassen von Patienten und Hilfesuchenden überhäuft, es kamen täglich bis zu 20 Kranke, dass er nach einer neuen Form von Massenbehandlung suchte, in der seine Sitzungen quasi zu einer Art von Gruppentherapie umfunktioniert werden konnten.

Aus heutiger Sicht ähnelt diese Praxis einer frühen Form von ,Sprechstundenpsychiatrie', in der es auch an Suggestion, hypnoseförmigen und tracefördernden Einflüssen nicht fehlte. Diese Sprechstundenpsychiatrie wurde Mitte des 18. Jahrhunderts vorwiegend von jenen Ärzten ausgeübt, die sich speziell der Krankheiten der Hypochondrie, der Hysterie, der Melancholie und des Schlafwandelns (Somnambulismus) widmeten, deren Ursprung sie in den ,Leidenschaften' sahen und ihnen zur Behandlung moralisch-psychische Kuren empfahlen.

Diese Patienten waren nun nicht mehr von bösen Dämonen oder Geistern besessen, wie bis anhin, sondern litten nun, eine Folge der Aufklärung, an ,physikalisch' erklärbaren Nervenstörungen, an nervösen Leiden. In den Augen dieser ,Sprechstundenpsychiater' waren die Hilfesuchenden nun Nerven- oder Geisteskranke und nicht mehr als von Dämonen Besessene. Mesmer war ein überzeugter Gegner der Dämonentheorie der Kirche.

Viele Menschen waren glücklich darüber, dass diese unsägliche ,dämonische' Dimension aus den Krankheitsbildern zurückgedrängt wurde, wie sie die Kirche von damals noch immer unterstützte. Die Dämonenaustreiber kamen immer heftiger in Verruf und wurden in der Bevölkerung immer breiter verspottet.

Hier trat Meister Mesmer mit seinem thierischen Magnetismus in die Bresche und behauptete unüberhörbar und zur Freude des Adels und höherer gesellschaftlicher Kreise ein neues physikalisches Prinzip entdeckt zu haben, welches Krankheiten erklärte und gleich heilen konnte.

Sein Mesmerismus erklärte Krankheiten nun rein wissenschaftlich und ohne Zuhilfenahme von klerikalen Dämonen, von Gott oder Teufel. Der Mesmerismus entsprach damit exakt den Anforderungen einer aufgeklärten Ära, d. h. seine Idee wurde als **Folge der Aufklärung** schlechthin verstanden. Und vielen, dieser neuen Zeit aufgeschlossenen Menschen erschien seine Methode wissenschaftlich fundiert. Ihr fehlte glücklicherweise das dämonisch-religiöse und sünd- und schuldhafte Moment, welches bisan in ihrer Gesellschaft durch kirchlichen Einfluss seit Jahrhunderten vertreten wurde.

Um die vielen in seine Praxis drängenden Heilssuchenden zu therapieren, erfand er nun das **Baquet** als Methode der Massenbehandlung. Dazu baute er ein rundliches, hölzernen Gefäss (das Baquet), füllte es mit Wasser sowie mit etlichen Magneten, Metallstücken, Eisenspänen, Glasscherben und Flaschen, hängte an die Aussenwände feuchte Seile und befestigte am Gefäss Metallstäbe mit Magneten. Das Ganze hatte etwas von einer Art Batterie. Manche vermeinten, Mesmer habe mittels dem Baquet auch elektrische Ströme erzeugt und therapeutisch eingesetzt. Mesmer vollzog seine Séancen nun in einer geheimbündlerischen Art.

Seine Patienten mussten ihre Hände oder auch angeblich erkrankte Körperteile an die Metallstäbe halten, die mit dem magnetisierten Gefäss in Verbindung standen. Und eben diese physische Verbindung zum Magnetgefäss begünstigte dann den gesundheitsfördernden Fluss des thierischen Magnetismus, der als Fluidum, selbstverständlich durch den direkten Eingriff des Meisters Mesmer gesteuert, im Körper (und im Geist) der Hilfesuchenden seine heilende Wirkung tat.

Direkt am Baquet und in zweiter Linie um dieses Gefäss herum nahmen ein gutes Dutzend oder noch mehr Heilsuchende Platz, alle untereinander mit Schnüren verbunden. Die teils mit Vorhängen verkleideten Wände des Therapieraumes waren insbesondere auch mit etlichen grossen Spiegeln ausgestattet, in denen die Anwesenden sich sehen konnten und die auch die magnetisch-fluidalen Kräfte im Raum umher streuten und verstärkten. Kerzen brannte düster und geheimnisvoll. Die Patienten bildeten eine magnetische Kette um das Baquet.

Der Therapieraum, gefüllt mit Vertretern der gut situierten und vornehmen Gesellschaft, war in ein sanftes, weiches und abgedunkeltes und geheimnisvolles Licht getaucht. Beruhigende, Harmonie verbreitende Musik erklang, die durch eine Glasharmonika erzeugt wurde. Manchmal ertönte Klaviermusik und Frauen sangen auch zur Harfenmusik. Okult-magisch roch es auch nach Weihrauch.

Anfänglich war der Meister noch nicht zugegen und in Erwarten seiner Heiligkeit stieg selbstverständlich die Spannung bei den Anwesenden bald ins Unermessliche. Mesmer selbst spielte manchmal auch auf der Glasharmonika, falls es nicht andere Beauftragte es taten.

Der Meister trat nun in den Raum und schritt mit fesselnden Bewegungen seiner Arme im Raum umher, angezogen mit einem lavendelfarbenen Seidengewand, steckend in teuren, goldenen Hauschuhen. Hin und wieder berührte er die Hilfesuchenden, strich an ihnen mit seinen magnetischen Händen entlang, bedacht darauf, die weiblichen Patientinnen nicht allzu stark zu erotisieren. Mesmer verwendete ab und zu auch magnetisches Wasser, sonst jedoch keine Medikamente. Er sass dem Patienten gegenüber, berührte mit seinem Knie die Knie der Patienten, hielt ihre Daumen fest, starrte ihnen in die Augen und berührte dann, immer vorsichtig bei Damen, das Hypochondrium (Oberbauch) und strich ihnen über die Glieder. Manch eine Frau, wie aber auch Männer, mochten dabei eigenartige Empfindungen gespürt haben und vielen in eine Krise. Und genau diese sollten die Heilung herbeiführen.

Diese Gefahr einer Erotisierung war immerhin gegeben, denn nun kamen diesbezüglich schnell Gerüchte auf. Diese Gerüchte besagten, dass die jungen, hübschen und Hilfe suchenden Frauen durch die ständigen und eindringlichen Blicke Mesmers, durch seine ‚Luftstreiche' und die Atmosphäre um das Baquet in eine Art Ekstase oder Raserei, quasi in eine emotionale Zurschaustellung fielen. Sie weinten, lachten, schrien, tobten, kriegten den Schluckauf, krampften und fielen in eine hysterische Ohnmacht.

Solche Krämpfe oder Konvulsionen wurden nun als heilende Krisen gedeutet. Sogleich wurden diese kreischenden und schwer atmenden Frauen in ein nebenstehendes, privatimes Krisenzimmer (chambre des crises) geführt. Schnell munkelte man, dass dort sexuelle Orgien stattfinden würden, die sich stundenlang hinhielten. Diese Gerüchte erreichten bald einmal auch den französischen **König Ludwig XVI.**, dessen Frau **Marie Antoinette** bekanntermassen eine glühende Verehrerin des Meisters war.

Mesmer schritt um die Magnetkette, befragte einzelne nach ihren Leiden, bestrich sie salbungsvoll, schaute ihnen tief und hypnotisierend in die Augen. Alles wirkte übersinnlich, sphärenhaft, unheimlich, aber auch sehr therapeutisch und überaus harmonisch. Manch ein Anwesender begann nun zu zu schwitzen, zu stöhnen, zu schreien, zu klagen und verfiel in Krämpfe. Allzu laut Schreiende und Tobende wurden sogleich ins Krisenzimmer gebracht, wo sie von Helfern Mesmers wieder beruhigt werden mussten. Die aufkommende Gruppendynamik ergriff bald alle übrigen Anwesenden.

So manch einer wurde übermannt von Konvulsionen oder viel in ein lautes Lachen oder ins Schreien. Sogleich traten nun auch Mesmers Hilfskräfte in Aktion, weil der Meister die Dynamik unmöglich noch allein hätte lenken können. Nur langsam und mit viel Aufwand kehrte wieder Ruhe in den Therapiesaal ein. Mesmers Hilfskräfte wurden dadurch auch in den thierischen Magnetismus eingeweiht und erhielten einen genauen Einblick in seine magnetische Praxis.

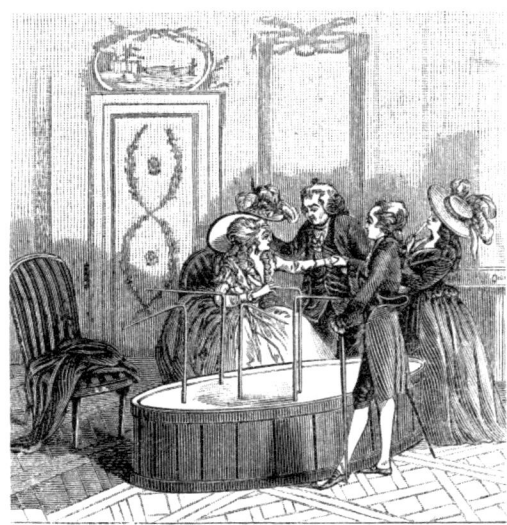

Le Baquet de Mesmer.

Bildquelle: wikipedia.org, zeitgenössische Darstellung des Baquet

Manch ein Adliger oder betuchter Bürger bat Mesmer nun um persönlichen Beistand, verlangte eine Verstärkung der magnetischen Wirkung, verlangte mehr von diesem heilenden Fluidum. Jeder verspürte Heilwirkung, bestehend wohl auch aus einem Gemisch aus Hypnose und Trance und Psychotherapie.

Viele erklärten sich bald einmal als gesund, dankten dem Meister und verbreiteten die frohe Kunde in der Gesellschaft, teils auch mit Flugblättern.

Ein anderer, romantischer Mediziner und Maler aus Dresden namens **Carl Gustav Carus** beschrieb in seinen Erinnerung aus dem Jahre 1817, also viel später, eine solche magnetische Sitzung. Nicht eine von Mesmer geleitete Sitzung, sondern von einem überzeugten ‚Schüler' Mesmers, names Wolfart, von dem weiter unten noch die Rede sein wird. Carl Gustav Carus schreibt:

‚Ich machte zuerst Wolfart selbst meinen Besuch und fand einen kleinen, etwas untersetzten Mann mit einem gewissen unsteten Blick und geschäftigem Wesen, welcher mir alsbald die Erlaubnis gab, einer magnetischen Abendsitzung beizuwohnen. Ich hätte gern gesehen, dass er mir vorher die Experimente an der Magnetnadel vorgezeigt hätte, von denen damals in einem von ihm herausgegebenen magnetischen Journal - "Asklepiäon" genannt - und sonst vielfach gesprochen wurde, aber ich war nicht so glücklich. Er behauptete nämlich, allein durch seine magnetische Kraft die Magnetnadel ablenken zu können, wovon indes die Berliner Physiker, Humboldt an der Spitze, durch nichts wissen wollten.

Als ich nun abends in das Heiligtum des Magnetismus eingeführt wurde, bot sich mir ein sonderbarer Anblick dar. Der ziemlich grosse Saal war spärlich erleuchtet, man trat ein unter herabrollenden Vorhängen, und rings an den Wänden standen hinter ähnlichen Vorhängen und spanischen Wänden Sofas und Armsessel in noch tieferm mystischen Dunkel. In der Mitte des Saales stand das grosse Bacquet. Man kann in Mesmers und Puysegurs Schriften nachlesen, wie aus Feilspänen, Glasscherben, Kohlen usw. mit einer durchgehenden Eisenstange ein solcher magnetischer Kondensator konstruiert werden soll; hier sah die Maschine aus wie ein grosser, aber nicht hoher Ofen, aus dem eine starke Eisenstange heraufragte, an welcher weiter oben eine Anzahl breiter bunter Wollenbänder befestigt waren, deren eins jede der Kranken, die im Kreise auf Stühlen um das Bacquet sassen, mit dem freien Ende in die eine Hand bekam, damit dann mit der andern Hand durch regelmässiges Herabstreichen das magnetische Fluidum den Nerven zugeführt werden könne, was nach der Gläubigen Meinung in dem Eisenstabe aufsteige und durch die leitenden Bänder sich ausbreite.

Man denke sich denn die seltsame Erscheinung: in all diesem Halbdunkel und zwischen all den Schirmen und Vorhängen eine Anzahl von zehn oder zwölf Kranken, meistens Frauen und Mädchen, die in grösster Stille mit Streichen an jenen Bändern einen geheimnisvollen Selbstmagnetismus ausübten! Zwischendurch schritt Wolfart gleich einem Magier umher, hier und da hörte man ein leises Flüstern über die kommenden oder ausbleibenden Wirkungen, und plötzlich musste auch wohl eine der in Schlaf fallenden Kranken (mir schien mehr Langeweile, Affektation, höchstens auch wohl überreizte Imagination die Ursache) fortgeführt oder fortgetragen werden, um dann auf einem der Sofas oder Armsessel hinter den Schirmen nun den sogenannten magnetischen Schlaf- und Traumzustand abzuwarten. Ich gab ziemlich lange einen Zuschauer dieses etwas unheimlichen Schauspiels ab und hätte freilich wohl, bevor ich ging, etwas tiefer in die Geschichte aller der dort Streichenden und Schlafenden eindringen mögen; etwas romanhafte Verhältnisse würden sich dabei öfters herausgestellt haben!

Soviel zur Beschreibung einer solchen magnetischen Sitzung durch den Arzt Carus. Zurück zu Mesmer.

Mesmer setzte sich in einem gewissen Sinn ‚in Rapport' mit seinen Patienten, legte ihnen die Hände auf den Kopf oder strich mit gleichmässigen Bewegungen knapp über bestimmte (kranke) Körperstellen. Er nannte dieses Streichen ‚Passes', auf Deutsch ‚Luftstriche'. Diese mesmerschen Streichungen wirkten induktiv und könnten dazu verholfen haben, dass seine Patienten in eine Art Hypnose oder Trance verfielen.

Dieses Ritual bewirkte erwiesenermassen nämlich bei vielen ein anfallsartiges Zustandsbild. Mann könnte auch behaupten, es entstand dabei eine ‚therapeutische Krise', der eine eigentliche heilsame Wirkung (via animalisches Fluidum) zugeschrieben wurde. Aus heutiger wäre dies ‚ein in Trance fallen' resp. in eine kathartische und damit läuternd-heilende Krise oder in einen Traumzustand.

Die Geschäfte in Paris liefen derart vorzüglich, dass Mesmer ab ca. 1784 weitere Geschäftsstellen ins Leben rief, sogenannte **Harmonische Gesellschaften** (Société de l'Harmonie). Neben Paris schuf man diese magnetischen Gesellschaften in Versailles, Lyon, Bordeaux, Marseille, Grenoble, Mez, Nancy und auch in Strassbourg; Zentren, in denen Mesmers thierischer Magnetismus praktiziert wurde. Selbst in den USA gab es bald Ableger und sein Magnetismus wurde auch auf der Insel Malta bei den Ordensrittern eingeführt.

In diesen Zentren musste Mesmer gezwungenermassen ebenfalls ‚Eingeweihte' einstellen und ihm möglichst ergebene Schüler in seine ‚Geheimlehre' einweihen. Diese Gesellschaften liefen geschäftlich ebenfalls vorzüglich und es wurden immer mehr Klienten aus dem Adel angelockt. Der thierische Magnetismus verbreitete sich rasant in Europa.

Zu seiner Kundschaft gehörte also der Adel sowie die gut Betuchten. Eine glühende Anhängerin Mesmer war auch, wie gesagt, die Frau des französischen Königs Ludwig XVI., ihre **Königliche Hoheit Marie-Antoinette**, die während der Revolution (1789) nach einer Verurteilung durch den Pöbel geköpft wurde.

Für das gewöhnliche und arme Volk hingegen, von denen er kein Geld für seine Heilungen erwarten konnte und auch wollte, fand Mesmer eine simple und kostenlose Lösung. Mesmer magnetisierte Wasser oder einen Baum nahe einer Quelle oder einen Stein, so dass dann die Armen das Wasser trinken oder den Baum umarmen konnten, und angeblich dadurch auch eine heilende Wirkung erfuhren. Dies war der Mesmerismus für die Armen.

Einer seiner engeren Freunde und Schüler war Dr. **Charles d'Eslon**, ein Eingeweihter. Dieser hatte bereits 1782 eine Praxis für tierischen Magnetismus eröffnet, quasi an Mesmers Stelle und als dessen Stellvertreter. Mesmer erfuhr in Spa (Belgien) davon und war darob sehr erbost und zürnte dem ‚Verräter'. Er befürchtete, dieser hätte sein Geheimnis gestohlen und nähme ihm nun viele Patienten ab.

1784 ordnete König Ludwig XVI. eine Kommission an, um die mesmerschen Behandlungsmethoden zu beurteilen. Dazu bildete man ein neunköpfiges Komitee. Es nahmen darin verschiedene Persönlichkeiten Einsitz, wie etwa der berühmte Arzt **Joseph Guillotin** (Enthauptungsmaschine) und der amerikanische Erfinder und Staatsmann **Benjamin Franklin** (Unabhängigkeitserklärung der USA), der die Leitung dieser Untersuchungskommission übernahm. König Ludwig hielt sehr viel von diesem Mann, immerhin war Franklin damals der amerikanische Botschafter in Paris.

König Ludwig wusste selbstverständlich um die Begeisterung seiner Frau zu Mesmer und um diese ominösen Krisenprovokationen in den privaten Krisenzimmern. Er erfuhr wohl als einer der ersten von diesen Gerüchten, die sich um diese geheimbündlerischen Harmonischen Gesellschaften rankten und machte sich möglicherweise Sorgen um seine Frau. Daher kam ihm eine Untersuchung des Mesmerismus sehr entgegen.

Die Untersuchung jedoch lief nicht in einer von Mesmer selbst geleiteten Praxis ab, sondern eben innerhalb der seines einstmaligen Freundes und Schülers Dr. Charles d'Eslon. Er, nicht Mesmer, stellte die Patientinnen und Patienten der Untersuchungskommission zur Befragung zur Verfügung, auch er, nicht Mesmer, erteilte ihnen Auskunft. Eslon zeigte ihnen also den Ablauf der Séancen, das Baquet, die Gruppenbehandlungen und die Krisenzimmer etc., nicht Mesmer. Falls es Eslon nicht gelingen sollte, die Kommission zu überzeugen, war Mesmer selbst nicht an der Untersuchung beteiligt gewesen und musste sich somit auch keine Vorwürfe machen.

Die Kommission kam wirklich zum verheerenden Urteil, dass Mesmers Theorie **fundamentlos** sei. Es sei Mesmer unmöglich, die physikalische **Existenz einer Flüssigkeit** zu beweisen, der es doch an Geschmack, an Farbe und auch an Geruch mangele. Mesmer war empört und vermutlich auch erleichtert, dass die Kommission nicht ihn selbst befragt hatte und betrachtete Eslon umsomehr als Verräter.

Damit war klar, dass die Kommission sehr eng sich darauf konzentriert hatte, die von Mesmer postulierte Universalflüssigkeit, dieses Fluidum nachzuweisen. Ihre Observierung überprüfte demnach nicht so, ob Mesmer imstande sei, die Symptome und Krankheiten seiner Klienten zu lindern und zu heilen. Mesmer hatte behauptet, man könne Krankheiten heilen nur durch blosses Ansehen oder Anrühren (Berührungen) der Heilssuchenden.

Immerhin aber erkannte die Untersuchungskommission, dass die ungeheure Suggestionskraft Mesmers auf die Vorstellungskraft der zu Heilenden einen gewissen Therapiewert haben könnte. Es war Benjamin Franklin, der auf diesen Vorschlag des Arztes **Dr. Charles d'Eslons** wohlwollend einging. Franklin selbst war Mesmer sehr zugetan.

Die Prüfungskommission stellte deshalb - alternativ zur Theorie Mesmers - eine andere Hypothese auf, die die Vorstellungskraft (Imagination) in Betracht zog, als wesentlicher Wirkfaktor der Mesmerschen Therapie zu existieren und nicht dieses physikalisch nicht festzustellende Fluidum.

Mesmer lehnte aber die Möglichkeit der Imagination als Wirkkraft seines Mesmerismus strikte ab. Er beharrte auf seiner These, dass ein physikalischer Kontakt dieses Fluidum auf die Kranken übertrage. Er wisse als einer der Wenigen von diesem geheimen Fluidum und könne es auch gezielt anwenden. Damit trotzte er der Möglichkeit, dass ein zwischenmenschlicher Rapport (eine imaginäre Kraft) diese Heilung bewirken könnte, beruhend auf Imagination oder Hypnosewirkung.

Auch Eslon verstand, wie Meister Mesmer, die Gesundheit als freien Fluss des Lebensprozesses durch Tausende von Kanälen in unserem Körper. Krankheiten würden durch Hindernisse in diesem Fluss verursacht. Die Überwindung dieser Hindernisse und die Wiederherstellung des Flusses führten über den Weg heilsamer Krisen, die in der Lage wären, die Gesundheit wiederzuherstellen.

Um beispielsweise einen **Wahnsinnigen** zu heilen, bedürfe es einer provozierten und sich wiederholenden Krise, die einen (weiteren) Anfall von Wahnsinn verursache. Durch den Magnetismus würde ein solcher Anfall beschleunigt und je mehr Krisen aufträten, desto mehr wurde die Heilung in Gang gesetzt. Die Anfälle von Wahnsinne würden auf diese Art von Krise zu Krise abgeschwächt.

Das Urteil der Kommission war somit Mesmer zuwider, fuhr er doch, im Gegensatz zur Theorie der Kommission, geradlinig auf der Schiene einer naturwissenschaftlichen Theorie, wobei ja auch sein praktisches Verfahren sowohl der Naturwissenschaft wie auch dem Zeitgeist und den aufklärerischen Ideen der Vernunft entsprachen.

Mesmer wies also ihre Theorie einer durch den zwischenmenschlichen Rapport entstandene Imagination (Hypnosegeschehen) entschieden ab und beharrte stur auf seinem animalischen Magnetismus als physikalische Kraft. Er insistierte mit Nachdruck, dass seine physikalisch-physiologische Universaltheorie sowohl für die Heilerfolge wie auch für die Entstehung der Krankheiten wirksam und massgebend sei und nicht etwa auf der Annahme einer zwischenmenschlichen Kommunikation beruhe. Es fände, so Mesmer, zwischen ihm als Heiler und dem Patienten nur ein Kontakt physikalischer Natur statt, der das von ihm postulierte Fluidum übertrage.

Wirklich wurzelte Mesmers Theorie nicht auf einer Art Wunderglauben der Romantik, oder wie etwa beim Exorzismus, sondern eindeutig in der Aufklärung. Seine Theorie passte in die Zeit, gründete quasi auf empirischer Beobachtung. Es war jedoch die Sensationslust und die Nähe zu einer damaligen Jahrmarktsattraktion die den Ruf des Mesmerismus erschütterte.

So gesehen kann man seine Praxis des thierischen Magnetismus nicht als Vorstufe eines psychotherapeutischen Geschehens ansehen, eben deshalb, weil Mesmer ein solches innerhalb des zwischenmenschlichen Rapportes kategorisch auschloss. Mesmer lehnte den Einfluss einer Imagination entschieden ab.

Die französische Kommission fällte ein wissenschaftlich derart vernichtendes Urteil über den thierischen Magnetismus, dass Mesmers Niedergang besiegelt war. Auch diese Untersuchung, wie seinerzeit die durch die Wiener Ärzte, war ihm feindlich gesinnt. Alles sei Schwindel und Betrug!

Mesmer begriff seinen Magnetismus nicht als Psychotherapie, die man als solche damals auch noch nicht kannte. Obwohl ein priesterlicher Exorzismus im Grunde genommen ebenfalls eine Art von Psychotherapie war. Die Vorstellung nämlich, dass ein Mensch von einem bösen Geist, einem Teufel besessen sei (das wäre das Psycho innerhalb der Psychotherapie) und durch einen Priester, resp. durch einen Exorzisten davon befreit werden könne (das wäre die Therapie innerhalb der Psychotherapie) würde nun dem Mesmerismus im physikalischen Sinne entsprechen, weil dieser durch die Hypnose (Therapie) den Kranken von seinem (seelischen) Übel befreite (Psycho). Der Unterschied zwischen einem Exorzisten und dem Mesmerismus bestand immerhin noch darin, dass Mesmer keine Hexen verbrannte.

Der gleiche (psychotherapeutische) Akt fand bereits in der primitiven Medizin statt, Stichwort Schamanismus, wobei dort mit Hilfe magischer Rituale oder Opiaten etc. therapiert wurde. Das magische Rituale, resp. das Opiat war die Therapie, der fremde und böse Geist im Kopf des Kranken, der ausgetrieben werden sollte, war das Übel (Psycho) des Kranken.

Im Gegensatz zum Exorzisten glaubte Mesmer nicht religiös, sondern folgte den neuesten wissenschaftlichen Erkenntnissen, die um 1800 die Runde machten: die aufgeklärte Medizin kannte die **Theorie der Irritabilität**, resp. die Reizbarkeit der Muskulatur, zweitens die **Sensibilität der Nerven** (Albrecht von Haller, William Cullen) und die **Sympathie der Organe**. Diese Sympathie der Organe dachte man sich als eine Verbundenheit und gegenseitige Beeinflussbarkeit aller menschlichen Organe. Dabei wird einem Organ quasi die Schlüsselposition (Schlüsselorgan) zuerkannt. Die Medizin um 1800 dachte sich, dass man durch eine Reizung eines bestimmten Organs auf die Psyche Einfluss nehmen könne.

Allen drei Phänomenen ordnete man ein Fluidum zu, manche sprachen von einem universalen Botenstoff. Mesmer wird diese medizinischen Theorien als Arzt der damaligen Zeit bestens gekannt haben. Aus ihr entwickelte er schlussendlich auch seinen thierischen Magnetismus und die universale Fluidität.

Noch etwas Entscheidendes kam um diese Zeit hinzu. Die Entdeckung der Phänomene der Elektrizität. Man erfand weit vor 1800 u.a. eine Elektrisiermaschine, die Leidener Flasche (alte Form eine elektrischen Kondensators) und die Voltasche Säule (Messung elektrischer Ladung), allesamt Stromquellen, die nun für Versuche am Menschen zur Verfügung standen. Auch das Baquet kann in diesem Sinne als eine Stromquelle verstanden werden mit ihren Flaschen im Bauch.

Nun, man experimentierte also mit Elektrizität, der ja auch mit dem Magnetismus verbandelt war. Elektrizität beeinflusste den Magnetismus. Elektrische Vorführungen erstaunten ein begeistertes Publikum, wurden als grosse Attraktion auch auf Jahrmärkten und innerhalb Séancen rund um einen Tisch durchgeführt. Man liess aus Menschen elektrische Funken blitzen, elektrisierte die feinen Damen der Gesellschaft, bin ihnen die Haare buchstäblich zu Berge standen. Sogar im Militärwesen kamen solche Elektrisierapparate zum Einsatz und man elektrisierte damit, wohl zur Kräftigung und Erbauung der soldatischen Kampfkraft ganze Regimenter. Selbst Benjamin Franklin tötete anlässlich eines Gastmahls einen Truthahn durch einen starken elektrischen Stromschlag.

Der italienische Naturforscher **Luigi Galvani**, der quasi die therapeutische Anwendung des elektrischen Gleichstromes erfand, war es, der in elektrischen Experimenten den Nachweis erbrachte, dass es sich bei der Elektrizität um jenes Fluidum handeln musste, welches in jedem Menschen, sowie in der Natur und im Weltall jegliches Lebensprinzip war. Dieses elektrische Fluidum stellte die Verbindung zwischen Körper und Geist her und durchfloss den Menschen z. B. via Nerven und Muskeln und Organen etc.

Trotzdem kam Mesmer eigentlich recht glimpflich davon, denn als das französische Staatsministerium die Heilkunst Mesmers verbieten wollte, gelang es einem Freund und Rechtsanwalt Mesmers dieses Verbot durch das Parlament, welches gleichzeitig die höchstrichterliche Instanz war, wieder aufheben zu lassen. Denn der Kommissionsbericht betraf nicht Mesmers Praxis, sondern jene des Arztes Dr. Charles d'Eslon!

Obwohl ihm mancher hochgestellte Adlige, sowie weiterhin auch das französische Königshaus grosse Aufmerksamkeit und Ansehen schenkte und ihm viel Geld für sein Geheimnis anbot, lehnte er diese Ansinnen meistens ab. Mesmer blieb ein kluger Geschäftsmann. Jedoch nahm er dann doch einmal, für eine Subskription (Vorausbestellung) eines durch ihn noch zu schreibendes Buch, in welchem er die genaue Behandlungsmethodik mitteilen sollte, 340'000 Livres ein. Dies war sehr viel Geld, ein richtiges Vermögen.

Die wirkliche Behandlungsmethodik jedoch teilte er nie in seinem Leben mit und diese kann somit auch heute nicht nachgelesen und in beweisenden Experimenten verifiziert werden. Mesmer nahm sein Geheimnis mit ins Grab.

Seine Heilmethode jedenfalls, der mesmersche animalische Magnetismus resp. seine Magnetkuren erfreuten sich in der Gesellschaft weiterhin einer Hochkonjunktur, nicht nur in Frankreich. Das Ergebnis der Untersuchungskommission hatte seinem Mesmerismus selbst wenig geschadet. Aber Mesmer wurde nun als Person in lächerlichen Karikaturen, in volkstümlichen Chansons und auch in spitzigen Satiren verspottet. Dies hatte jedoch auch eine spezielle Bewandtnis, die hier nicht vorenthalten werden soll.

Nicht nur, dass ein begeisterter Anhänger Mesmers, ein berühmter Gelehrter ausgerechnet in Mesmers Klinik verstarb, kurz nachdem er von diesem als geheilt erklärt worden war. Seine Heilung verkündete der Mann begeistert selbst auf einer Flugschrift, unglücklicherweise eben kurz vor seinem Ableben. Dies warf ein weiteres schiefes Licht auf Mesmers Heilerfolge.

Auch ein anderer, noch verzwickterer Fall machte grosses Aufsehen in diesem Schicksalsjahr 1784. Eine junge, beinahe blinde Musikerin war von Wien nach Paris gekommen, eine Pianistin namens Maria Therisia Paradis. Sie spielte das Cembalo beim „Concert Spirituel du Carême" zu dem sich nebst der Pariser Elite auch der königliche Hof einfand.

Auch Mesmer liess sich die Vorführung nicht entgehen, womöglich aus purer Neugier, wie es der Jungfer Paradis heute gehe, oder auch aus dummer Ignoranz, dass er sich hier möglicherweise blamieren könnte. Auf jeden Fall stand nicht sie, die Jungfer, im Mittelpunkt, sondern er. Immerhin hatte er einst auch schriftlich behauptet, sie gänzlich geheilt zu haben, was selbstverständlich und nun auch sicht- und überprüfbar nicht der Fall war. Ihre Blindheit konnte man offensichtlich während dieses Konzerts feststellen und Mesmer musste während der Vorführung wohl eine äusserst schmerzliche und tiefe Demütigung über sich ergehen lassen.

Maria Theresia Paradis bewies mit ihrer nach wie vor bestehenden Blindheit, dass eine Heilung überhaupt nie stattgefunden hatte und Mesmer somit kläglich gescheitert war. Das war Wasser auf die Mühlen seiner Skeptiker. Zudem verblieb die Jungfer Paradis noch mehrere Monate in Paris und könnte so, im Austausch mit Mesmers Kritikern, einiges bewirkt haben, was seine Reputation betraf.

Gedemütigt, in depressiver Stimmung verliess Mesmer 1785 Frankreich, drehte seinen ins Leben gerufenen harmonischen Gesellschaften den Rücken und liess seine ihm noch treu ergebenen Schüler im Stich. Seine aufblühende Bewegung jedoch, bestehend aus rund 20 Schulen, die über viele Städte Frankreichs verteilt waren, verlor nun seinen Meister. Mesmer selbst galt lange als verschwunden, man vermutete ihn in England, aber niemand wusste, wo er sich wirklich aufhielt.

Die inzwischen noch immer viel besuchten harmonischen Gesellschaften entwickelten sich immer mehr in jene Richtung, die ihnen ein anderer Mann vorgab: **Puységurs** mit seinem Somnambulismus.

Von Mesmers Lebensgeschichte weiss man, dass 1785 sich Johann Caspar Lavater (1741-1801), Pfarrer, beim Badischen Markgrafen Karl Friedrich für Mesmers Magnetismus einsetzte. Er wurde dann von diesem anerkannt. Sogleich übten mehrere Anhänger Mesmers die Therapie des animalischen Magnetismus wieder aus, auch wenn andere Wissenschaftler sich dagegen aussprachen.

Mesmer kehrte 1790, nach dem Tode seiner von ihm getrennt lebenden Frau, nach Wien zurück, wurde dort aber ungern empfangen und wegen einer vermeintlich Jakobinischen Verschwörungsgesinnung kurz in Vorhaft (Untersuchungshaft) genommen, bald aber wieder frei gelassen. Später schoben ihn die Wiener ab.

Daraufhin entschloss sich Mesmer in der Schweiz zu leben, nachdem er bereits 1794 das Thurgauische Bürgerrecht erworben hatte. Seinen Wohnsitz nahm er 1798 zunächst in Wagenhausen, einer kleinen Gemeinde visavis von Stein am Rhein, unweit seiner Geburtsstätte Iznang.

Aber auch die Schweizer Ärzte hielten nicht viel von seinen Methoden, so dass er wieder nach Paris zurück kehrte (1798-1801). In Frankreich war er inzwischen zum Millionär geworden, aber das Vermögen entwertete sich auf Grund der französischen Revolution. Ab 1801 lebte er in Versailles.

Zwischen 1809 und 1812 lebte Franz Anton Mesmer dann wieder im thurgauischen Frauenfeld, zurückgezogen und vereinsamt. Immerhin betrieb er aber eine Praxis, in der er auch arme Kranke aus der Umgebung unentgeltlich behandelte.

1812-1814 lebte er in Konstanz, im gleichen Jahr auch bei Meersburg und ab dem Herbst desselben Jahres dann in Meersburg selbst, wo er in das Gebäude des Heilig-Geist-Spitals einzog (heutiges Vineum Bodensee). Am 5. März 1815 verstarb Franz Anton Mesmer, vereinsamt, an einem Schlaganfall.

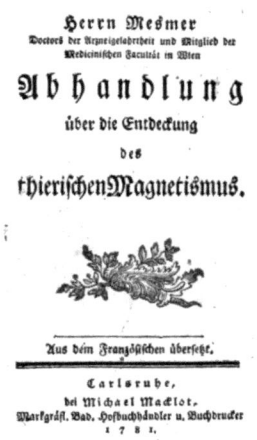

Aus obigem Werk Mesmer sind hier noch seine **berühmten 27 Sätze** eingefügt, die Auskunft über sein Denken, seine Theorien und Einblick in seine Ideen geben.

Die 27 Sätze Mesmers:

1) Die Himmels = Körper, die Erde und die thierische Körper haben einen wechselseitigen Einfluss in einander. Und zwar vermöge

2) Einer allgemein verbreiteren stätigen, äusserst feinen Flüssigkeit, welche ihrer Natur nach die Fähigkeit hat alle Arten von Bewegung anzunehmen, dieselbe mitzutheilen, und fortzupflanzen.

3) Diese wechselsweise Wirkung richtet sich nach mechanischen, bisher unbekanten Gesetzen.

4) Von ihr entspringen die wechselsweisen Würkungen, die man als eine Ebbe und Fluth ansehen kann.

5) Diese Ebbe und Fluth ist mehr oder weniger allgemein, mehr oder weniger auf einzelne Gegenstände eingeschränkt, mehr oder weniger zusammen gesetzt, je nachdem ihre bestimmende Ursachen beschaffen sind.

6) Auf diese Art (und es ist die aller allgemeinste, die man in der ganzen Natur findet) stehen die Himmels = Körper, die Erde und ihre wesentliche Bestandtheile in einem thätigen Verhältnus gegen einander.

7) Und von ihr hängen die Eigenschafften der Materie und der organischen Körper ab.

8) Auf den thierischen Körper haben die abwechselnde Wirkungen dieses Principium einen Einfluss, indem es die Substanz der Nerven durchdringt, und unmittelbar auf sie wirkt.

9) Vorzüglich hat der menschliche Körper magnetähnliche Eigenschafften, sich entgegen gesetzte Pole, die man mit einander verbinden, verändern, zerstöhren und verstärken kann, ja man hat schon die magnetische Neigung (inclinatio) daran beobachtet.

10) Eben diese Eigenschafft des thierischen Körpers, welche ihn des Einflusses der Himmels = Körper und der Zurückwirkung auf das, was ihn umgiebt, fähig macht, da sie sich auf eine Magnet ähnliche Art äussert, bewog mich, sie den thierischen Magnetismus zu nennen.

11) Die Wirkung und die Krafft dieses eben beschriebenen thierischen Magnetismus, lässt sich ändern, lebendigen und leblosen Körpern mittheilen, doch sind beyde bald mehr, bald weniger geschickt, sie anzunehmen.

12) Diese Wirkung und diese Krafft können durch die nemliche Körper verstärkt und fortgepflanzt werden.

13) Schon die Erfahrung lehrt den Ausfluss einer sehr feinen Materie, welche alle Körper durchdringt, ohne ein merkliches von ihrer Thätigkeit zu verliehren.

14) Sie wirkt auch in der Entfernung, ohne Beyhülfe eines ändern vermittelnden Körpers.

15) Sie wird, wie das Licht, durch Spiegel vermehrt und zurück geworfen.

16) Sie lässt sich durch den Schall fortpflanzen und vermehren.

17) Diese magnetische Krafft kann angehäuffet, zusammen gedrängt, und von einem Ort an den ändern gebracht werden.

18) Nicht alle lebendige Körper haben diese Fähigkeit in gleichem Grad, ja man findet, doch sehr selten, einige, welche so sehr die entgegen gesetzte Eigenschafft besitzen, dass ihre blosse Gegenwart, die Wirkung dieses Magnetismus in andere Körper, zerstöhrt.

19) Auch diese entgegen gesetzte Krafft durchdringt alle Körper, lässt sich mittheilen, fortpflanzen, anhäuffen, zusammendrängen, von einem Ort an den ändern bringen, durch Spiegel zurücke werfen, und durch den Schall fortpflanzen, und ist also nicht nur eine negative, sondern wirklich, obschon entgegen gesetzte positive Krafft.

20) Natürlich und künstliche Magnete sind, so gut als andere Körper, des animalischen Magnetismus, und so gar der ihm entgegen gesetzten Krafft fähig, ohne dass, weder im ersten noch im andern Fall, ihre Wirkung auf das Eisen, und die Nadel, die geringste Veränderung dadurch erlitte. Ein Umstand, welcher den wesentlichen Unterschied, der Principien des thierischen und mineralischen Magnetismus, beweiset.

21) Dis System verbreitet ein neues Licht, über die Natur des Feuers, des Lichts, die Theorie der Attraction, der Ebbe und Fluth, des Magnets und der Electricität.

22) Es zeigt, dass der Magnet und die künstliche Electricität, in Absicht auf die Krankheiten, nur die gewöhnliche Eigenschafften, anderer, von der Natur uns angebotnen Mittel haben, und dass, wenn sie bisweilen einige gute Wirkung thaten, diese blos vom thierischen Magnetismus herrühre.

23) Meine practische Regeln, die ich angeben werde, sollen durch die Erfahrung lehren, dass dis Principium, **Nerven = Krankheiten** unmittelbar, andere mittelbar heile.

24) Dass durch seine Unterstützung, dem Arzt ein Licht im Gebrauch der Arzney = Mittel aufgesteckt wird, dass er ihre Wirkung vollkommener machen, heilsame Crisen hervorbringen, nach Gefallen lenken, und sich vollkommen zum Herrn von ihnen machen kann.

25) In der Beschreibung meiner Methode, werde ich, durch eine neue Theorie der Krankheiten, den allgemeinen Nutzen, meines ihnen entgegen gesetzten Principiums beweisen.

26) Ein mit diesen Einsichten versehener Arzt, wird zuverlässig, den Ursprung, die Natur und den Fortgang, auch der zusammengesetztesten Krankheiten, beurtheilen, ihr Steigen

verhindern und sie heben, ohne jemals den Kranken einer gefährlichen Wirkung oder schädlichen Folgen auszusetzen, sein Alter, Temperament und Geschlecht seye beschaffen, wie es immer will. Selbst Schwangere und Gebährende können diesen Vortheil gemessen.

27) Mit einem Wort: Dis Lehrgebäude wird den Arzt in Stand setzen, die Gesundheit eines jeden bestimmt zu beurtheilen, ihn vor allen Krankheiten, denen er etwa ausgesetzt seyn könnte, zu verwahren, und folglich die Heilkunst auf den höchsten Gipfel ihrer Vollkommenheit bringen.

Ungeachtet unter allen diesen Sätzen nicht ein einiger ist, über welchen, mir, meine zwölf-jährige unermüdete Beobachtungen, nur den mindesten Zweifel zurückgelassen hätten, so begreiff' ich doch sehr leicht, dass nach denen einmal angenommenen Grundsätzen und Kenntnissen, mein System, beym ersten Anblick eben so sehr einem Traum als der Wahrheit ähnlich scheinen werde. Allein ich ersuche alle aufgeklärte Personen, alle Vorurtheile zu ent-fernen, und wenigstens ihr Urtheil so lange zurück zu halten, bis mir die Umstände gestatten, meinen Grundsätzen, den Grad der Ueberzeugung zu ertheilen, deren sie fähig sind. Der Anblick so vieler, unter der Last des Jammers und des Unglücks bloss deswegen Leidender, weil die bekannte Mittel nicht im Stand sind ihnen zu helfen, ist wohl hinreichend, den Wunsch, ja die Hoffnung, nach bessern, rege zu machen.

Nur Aerzte, diese Vertraute des Publicums, in Absicht auf die Erhaltung und Glückseligkeit des Menschen = Geschlechts, sind, vermöge der ihrer Lage wesentlichen Känntnisse fähig, die Wichtigkeit meiner angekündigten Entdeckung reif zu beurtheilen - ihre Folgen ins Licht zu stellen. Sie allein können sie in Ausübung bringen. Der Vorzug, den ich geniesse, selbst unter eine so würdige Classe von Menschen zu gehören, lässt mich nicht zweiffeln: Sie werden sich gewiss alle Mühe geben, Grundsätze anzunehmen und zu verbreiten, welche zum grössten Vortheil der leidenden Menschheit gereichen. Sie werden es gewiss thun, so bald sie durch diese, ihnen vorzüglich gewidmete Schrift einen wahren Begriff von dem thierischen Magnetis-mus erhalten haben.'

Übergänge:
Mesmers thierischer Magnetismus tangierte später etliche Bereiche der Psycholo-gie, wo er auf einige Teilgebiete, wie den Somnambulismus, die Schlaf- und Traum-forschung, aber auch auf Forschungsarbeiten bzgl. des Bewusstseins und somit auch des Unbewussten durchaus einen gewissen Einfluss hatte.

Weitere Gebiete, für die Mesmer eine Bedeutung hatte, waren:
- Magie,
- Mysterien,
- Theosophie,
- Kabbala,
- Divination,
- Offenbarung,

- Visionen und Halluzinationen
- Spiritismus (Tische rücken etc.)

Man könnte den animalischen Mesmerismus mitsamt dem darin enthaltenen Somnambulismus verantwortlich machen für ein Aufflammen, resp. beschäftigen mit dem Übersinnlichen, wie etwa auch dem Hellsehen sowie der neuerlichen Beschäftigung mit dem Thema der ‚dämonischen' Besessenheit. Aus heutiger Sicht reichen viele Themen in die Richtung verschiedener Grenzwissenschaften (Esoterik), in besonderem Sinne in die Richtung der Parapsychologie. Diese wohl doch zu einseitige Auffassung wird dem Mesmerismus jedoch nicht gerecht.

Der Mesmerismus fand auch Eingang in einige Werke der Philosophie. Zu erwähnen etwa wären Werke Schellings, Schopenhauers, Schlegels und auch Fichtes. Eine literarische Verarbeitung finden wir ebenfalls, etwa in Werken Poes, Hoffmanns, Kleists, Jean Paul, Manns und Kubins. E.T.A. Hoffmann etwa schrieb „Magnetiseur" und „Der unheimliche Gast", Kleist „Die Marquise von O." sowie „Das Käthchen von Heilbronn" und Jean Paul „der Komet".

Es war die Zeit der Romantik, innerhalb der sich die Menschen für den thierischen Magnetismus zu interessieren begannen. Sie fühlten sich von Mesmers Theorie des universalen physikalischen Fluidums sehr angezogen, stellte man sich doch damals auch das Universum als einen lebenden Organismus vor mit einer All-Seele, die alles durchdrang und alles miteinander verband. Man war überzeugt davon, dass der menschliche Geist mit Hilfe der somnambulen Luzidität mit der sog. Weltseele, an die die Romantiker glaubten, in Verbindung treten könnte.

Auch sein abtrünniger Schüler Puységur, mit seinem von ihm stark favorisierten magnetischen Somnambulismus, tat ein Weiteres, dass man Mesmers Ideen so sehr relevant für diese Zeit fand. Dieser spezielle magnetische Somnambulismus des Puységur mit seinen verschiedenen Manifestationen der Luzidität der Seele resp. des Bewusstseins der Magnetisierten behauptete nämlich, dass magnetisierte Menschen, die im Grunde aus heutiger Sicht hypnotisiert waren, die Fähigkeit hätten, Ereignisse wahrzunehmen, die erstens weit entfernt waren und zweitens, die Zukunft, resp. zukünftiges Geschehen voraussagen könnten.

Die inzwischen noch immer viel besuchten harmonischen Gesellschaften entwickelten sich immer mehr in jene Richtung Puységurs Somnambulismus.

Selbstverständlich hatte Mesmer, wie bereits angetönt, auch eine starke Wirkung auf esoterische Strömungen. Er inspirierte Spiritisten, Okkultisten und Freimaurer-Logen zu ihren Auffassung, ihren Weltbildern und ihren Tätigkeiten. Noch heute hat der Mesmerismus einen gewissen Stellenwert in der Geistheilung, in der Bioresonanz-Szene und in der Homöopathie.

Stichwortartig seien hier einige Einflussgebiete auf die Psychologie erwähnt, wobei über den Somnambulismus gleich Anfügungen folgen:

- Somnambulismes (A. M. J. de Chastenet de Puységur)
- Psychoanalyse (Charcot und Freud)
- Suggestionstherapie (Emile Coué)
- Hypnose (man spricht auch von ,Mesmerisieren')
- Alternativ- und parapsychologische Therapien (Chi, Qi)

Der Somnambulismus Puységurs und Mesmers

Der tot geglaubte Mesmer wurde im Jahre 1812 von einem deutschen Professor namens **Karl Christian Wolfart** in Frauenfeld lebend aufgespürt und besucht. Dabei beschwerte sich Mesmer bitter über das erfahrende Lebensschicksal und über die Häme und den Neid, welche ihm seine Gegner entgegengebracht hatten.

Wolfart war Mesmer jedoch wohlgesonnen und veröffentlichte als Herausgeber seinerseits im Jahre 1814 ein eigenes Buch mit dem Titel: Mesmerismus oder System der Wechselwirkungen, Theorie und Anwendung des therischen Magnetismus als die allgemeine Heilkunde zur Erhaltung des Menschen von Dr. Friedrich Anton Mesmer, Berlin, Nikolaischen Buchhandlung, 1814.

Im Jahre 1815 erschien in Karlsruhe, aufgefordert von Prof. Wolfart, ein letztes Buch Mesmers mit dem Titel: ,Allgemeine Erläuterungen über den Magnetismus und den Somnambulismus'.

Darin beschwerte Mesmer sich über die Ungerechtigkeiten, die ihm widerfuhren, sowohl jener aus der Wienerzeit wie auch jener seiner Zeit in Paris. Man habe ihn, Mesmer, nicht verstanden und vorwiegend speziell in akademischen und universitären Kreisen, im Gegensatz zur höhergestellten, adligen Gesellschaft nicht verstehen wollen, ihn verachtet und ihn persönlich einen Scharlatan genannt. Dies muss Mesmer stark getroffen haben.

In diesem Buch erwähnte auch er nun den Begriff des Somnambulismus und ging auf ihn ein, vorwiegend mit Erläuterungen zum Schlaf- und Wachzustand des Menschen und seinen feinen Sinnen. Dieses Teilgebiet der Psychologie resp. der dynamischen Psychiatrie nahm, wie gesagt vor allem sein Schüler Puységur auf und entwickelte es weiter.

Seite 54 des oben erwähnten letzten Buches Mesmers schrieb er zum Somnambulismus:

‚Es ist von jeher beobachtet worden, dass gewissen Personen im Schlafe gehen, die verwickeltsten Handlungen mit ebend derselben Überlegung, mit dergleichen Aufmerksamkeit, und mit noch grösserer Pünctlichkeit, als im Zustande des Wachens, unternehmen und ausführen. Und man wird in noch grössere Verwunderung gesetzt, diejenigen Facultäten, welche die intellectuellen genannt werden, auf einem solchen Grade zu sehen, dass die ausgebildtsten im gewöhnlichen Zustand dieselben nicht erreichen.

In diesem Zustande von Krise können dergleichen Wesen die Zukunft voraussehen, und sich die entfertetste Vergangenheit vergegenwärtigen. – Ihre Sinne können sich nach allen Distanzen und nach allen Richtungen ausdehnen, ohne dass ein Hinderniss sie hemmt.
Kurz, es scheint als ob die ganze Natur ihnen gegenwärtig sey. Der Wille selbst kann ihnen unabhängig von den durch die Konvention dafür angenommenen Mittel mitgetheilt werden.

Indessen sind diese Vermögen nach der Beschaffenheit eines jeden Individuums verschieden; die gewöhnlichste Erscheinung ist, in das Innere ihrer und selbst anderer Körper sehen, und mit der grössten Genauigkeit die Krankheiten, den Gang derselben, die nöthigen Mittel dafür und ihre Wirkungen angeben zu können. Allein selten vereinigen sich alle diese Vermögen in dem nähmlichen Individuum‘.

Wenig später spricht Mesmer selbst an, wie die beobachteten Phänomene eine Verbindung finden zum Orakel, zur Inspiration, zur Divination, zur Prophezeiung und zur Besessenheit, Zauberei und zu Geisterbeschwörungen. (siehe oben)

Seine Anmerkungen über den Somnambulismus und Magnetismus, über den kritischen Schlaf sind nichts anderes als Überlegungen über den menschlichen Geist, resp. über die menschliche Psyche. Auf den Seiten 59 und 60 formulierte Mesmer 9 Fragen, die ich dem Leser nicht vorenthalten will:

> 1) Wie kann ein schlafender Mensch seine Krankheiten und die anderer Menschen voraussehen und beurtheilen?
> 2) Wie kann er ohne alle medicinischen Kenntnisse die zu seiner Heilung passenden Mittel anzeigen?
> 3) Wie kann er die entferntesten Gegenstände sehen, und künftige Ereignisse voraus fühlen?
> 4) Wie kann der Mensch den Eindruck eines fremden Willen empfangen?
> 5) Warum hat er diese Fähigkeiten nicht beständig?
> 6) Wie lassen sie sich vervollkommnen?
> 7) Warum ist dieser Zustand häufiger und vollkommner, seitdem das Verfahren des thierischen Magnetismus angewendet wird?
> 8) Was hat die Unbekanntschaft mit diesen Phänomenen bewirkt, und was bewirkt sie noch?

> 9) Welchen Schaden wird der Mißbrauch bringen, der von dem Magnetismus gemacht werden kann?

Soviel zu Mesmer selbst, der den Somnambulismus bereits 1812 beschrieb.

Puységur war wie seine beiden Brüder ein Schüler Mesmers. Sein voller Name und Adelstitel war: **Amand-Marie-Jacques de Chastenet, Marquis de Puységur** (1751-1825): Er war Artillerieoffizier und beschäftigte sich in seiner Freizeit mit Elektrizität und machte physikalische Experimente.

Er entstammte einer berühmten, altehrwürdigen französischen Adelsfamilie. Er fiel jedoch bei Mesmer bald in Ungnade, als er auf seinem Gut eine eigene Praxis eröffnete und darin seine (neue) Art von thierischem Magnetismus anbot. Er bot sowohl Einzel- wie bald auch Kollektivbehandlungen an, die Aufsehen erregten.

Im Gegensatz zu Mesmer, der seine Methode ausschliesslich in einem physikalischen Sinne verstand und die zwischenmenschlichen Rapporte (Begegnungen) lediglich als physikalische, apparatemedizinische (Baquet-) Kontakte betrachtete, die das von ihm postulierte ‚Fluidum' auf magnetischem Weg übertragen würden, zog es Puységur mehr und mehr in eine psychologisch-psychotherapeutische, man könnte sagen, in eine geistig-psychische Richtung. Immerhin war er anfänglich von Mesmer' Heilmethode nicht sonderlich überzeugt und musste erst von seinen beiden Brüdern begeistert werden.

Puységur wusste vermutlich vom Vorschlag des Arztes Dr. Charles d'Eslon, welcher dieser dem französischen Untersuchungskomitee bezüglich der **Suggestions- resp. Vorstellungskraft** (Willen den Therapeuten) gemacht hatte, dass diese für den Therapieerfolg verantwortlich sei und den Charakter eines eigentlichen Therapiewertes besitze. Dies war nun aber eine eigentliche Abkehr von Mesmers streng physikalischen Lehre.

Marquis de Puységur machte nun an einem seiner Patienten (Victor) eine eigenartige Entdeckung. Er beobachtete, dass dieser Klient keine Krämpfe zeigte, als er ihn ‚magnetisierte', so wie viele Klienten bei Mesmer Krämpfe oder Konvulsionen kriegten. Ebenso bemerkte er, dass seine Klienten auch keine ungeordneten Bewegungen vollführten oder in Lach- oder Schreianfälle fielen, sondern vielmehr in einen seltsamen, ja rätselhaften, luziden Schlaf, in denen nicht eigentlich zu schlafen schienen, sondern wach und auch bei gutem Bewusstsein waren.

Und zwar wacher und bewusster, sprich luzider (klarer, heller) als in ihrem normalen Wachzustand. Das kam nun dem magnetisierenden Puységur seltsam vor. Er beschreib:

‚Er sprach laut, beantwortete Fragen, und legte einen aufgeweckteren Verstand an den Tag als normalerweise'. … ‚Nach Beendigung der Krise hatte Victor keine Erinnerung an sie.' (Henri F. Ellenberger, Die Entdeckung des Unbewussten, S.115)

Puységurs Neugier wurde durch die Erfahrungen mit diesem Klient names Viktor geweckt und er probierte seine Art zu ‚magnetisieren' weitere Male und auch bei anderen Klienten aus. In dieser **Art von Schlaf** konnten die Klienten, nicht jeder, aber der eine oder andere, seltsame Dinge (voraus)aussagen: etwa konnten sie ihre eigenen Krankheiten, aber auch die fremder Personen diagnostizieren und voraussagen, oder etwa mitteilen, wie die Entwicklung dieser Krankheiten, resp. wie ihr eigenes Gesundwerden vor sich gehe. Zudem waren diese Klienten in der Lage, eine geeignete Behandlung für ihre Krankheiten oder Gebrechen vorzuschlagen, obschon sie über keinerlei ärztliches Wissen verfügten. Dies wurde Ärzten, die dem Mesmerismus kritisch oder feindlich gegenüberstanden, nun endgültig ein Dorn im Auge. Nun sollen solche Leute die ärztliche Kunst auch noch konkurrenzieren?

Puységur gelang es immer öfter, einige seiner Klienten in eine solche ‚Schlaf-Krise', resp. in einen solchen magnetischen Schlafzustand zu versetzten. Dieser Schlaf-zustand nannte man somnambulen Schlaf. Sobald er seine Klienten wieder aus diesem somnambulen Zustand herausholte, wussten die Betreffenden nichts mehr von ihrem seltsamen Schlafzustand (Amnesie).

‚Die neue Art der Behandlung, die Puységur eingeführt hatte, umfasste also zwei verschiedene Manifestationen: die erste war die „vollkommene Krise" selbst, mit ihrem Anschein des Wach-zustandes, ihrer sympathetischen Beziehung zum Magnetiseur, dessen Befehle die betreffende Person ausführte, und der nachfolgenden Amnesie. Die Ähnlichkeit dieses magnetischen Schlafes mit natürlichem Somnambulismus wurde bald erkannt, daher auch die Bezeichnung „künstlicher Somnambulismus"'. (Henri F. Ellenberger, Die Entdeckung des Unbewussten, S. 116)

Puységur entdeckte, dass diese Art von Magnetismus - eigentlich eine Hypnose - sich für therapeutische Zwecke Nutzen liess. Zudem entdeckte er auch, resp. ge-langte er zur Meinung, dass Mesmer Lehre vom physikalischen Fluidum nicht stimmen und wirken konnte, sondern war davon überzeugt, dass die Heilung durch den **Willen des Magnetiseurs** zustande kommen musste, also durch die Personen Mesmer und Puységur.

Diese Entdeckung verbreitete sich, zum Missfallen Mesmers, nun immer schneller und weiter. Es kam zu einem regelrechten Zerwürfnis der Doktrinen zwischen Mesmer und Puységur. Mesmer baute weiter auf seiner ‚magnetischen Krise' und auf der Wirkung des von ihm entdeckten Fluidums, Puységur hingegen baute mehr auf seine Entdeckung des ‚künstlichen Somnambulismus'.

Während Mesmer seiner Gesellschaft der Harmonie mit seiner Flucht aus Frank-reich 1785 den Rücken zuwandte und sie im Stiche liess, baute Puységur seiner-seits etliche Behandlungszentren auf. Die revolutionären Jahre um 1789 jedoch verhinderten ein weiteres Ausbreiten dieser therapeutischen Zirkel. Puységur kam für rund zwei Jahre in Gefangenschaft, viele Freunde Mesmers wie Puységurs ka-men aufs Schafott oder hatten eine geglückte Emigrierung hinter sich.
Nach seiner Freilassung schrieb Marquis de Puységur etliche literarische Werke und nahm sogleich seine Forschungstätigkeiten wieder auf.

Insbesondere forschte er an der Hypothese, dass viele **Geisteskrankheiten eine Art somnambuler Deformierung** sein könnten. Es kam die Frage auf, ob man eines Tages fähig sei, mit Hilfe des Magnetismus diese Geisteskranken zu heilen. Sind Geisteskrankheiten eine Art von somnambuler Deformierung? Kann man mit Hilfe des Magnetismus Geisteskranke heilen. Mit Hilfe der Hypnose?

Die Namen Mesmer und Puységur müssen im Grunde stets miteinander erwähnt sein. Mesmer war wohl doch der Vater der ersten Hypnoseforschungen, aber erst sein Schüler Puységur erkannte hinter dem Mesmerismus das für jede Hypnose wichtige somnambule Element, welches wenige Jahre später den Weg in die Hypnoseforschung ebnen werden wird. Mesmers thierischer Magnetismus wurde um 1830 aufgegeben.

Im Jahre 1895, rund 80 Jahre nach Mesmers Tod, erschien ein Werk mit dem Titel: ‚Magnetismus und Hypnotismus, Eine Darstellung dieses Gebietes mit besonderer Berücksichtigung der Beziehungen zwischen dem mineralischen Magnetismus, dem sogenannten thierischen Magnetismus und dem Hypnotismus‘, von G.W. Gessmann.

G. W. Gessmann äussert sich in seinem Vorwort zur ersten Auflage des obig erwähnten Buches über den Ruf des thierischen Magnetismus und dass man, wer sich mit dem Studium dieses Gebietes beschäftige, sich der Gefahr aussetze, entweder als Betrüger gebrandmarkt oder als Betrogener bemitleidet oder bespöttelt zu werden. Auch 80 Jahre nach dem Tode Mesmers war der Mesmerismus in wissenschaftlichen Kreisen also immer noch verpönt und mit dem Ruch der Scharlatanerie behaftet.

Aber Gassmann beschäftigte sich gemäss Inhaltsverzeichnis nicht nur mit dem Magnetismus Mesmers, sondern auch mit der Beziehung zum Hypnotismus. Er beschäftigte sich mit der Frage, wer denn hypnotisierbar sei und auch intensiv mit den Methoden vergangener Wissenschaftler, wie Mesmer, Deleuze, Braid und eines gewissen Abbé Faria. Etliche Seiten sind den Bewegungserscheinungen gewidmet, beispielsweise dem kataleptischen, dem lethargischen und dem somnambulen Zustand und dem Phreno-Hypnotismus.

Neben den Erscheinungen in Bezug auf die Sensibilität Hypnotisierter geht er näher ein auf das Sehen, Richten, Hören, Fühlen sowie auf den Geschmack. Sicherlich für die Psychiater interessant, ging er auch ein auf die psychischen Phänomene des Somnambulismus: insbesondere auf die einfachen psychischen Phänomene, das Rapportgeschehen und das auf Gedächtnis. Sehr interessant sind die Ausführungen bezgl. der höheren psychischen Leistungen der Somnambulien, die einfachen, direkten, hypnotischen und posthypnotischen.

In seiner Einleitung schrieb Gassmann (S. 1): *‚Als Anfangs der Achtzigerjähre die Aufmerksamkeit der gelehrten Welt durch die hypnotischen Schaustellungen des dänischen Hypnotiseurs Hansen neuerlich auf dies dunkle Gebiet gelenkt wurde und die medicinische Facultät in Wien jenes berühmt gewordene Gutachten, dass ein Hypnotismus nicht bestehe und Hansen ein Schwindler sei, fällte, dachte wohl niemand daran, dass nach zehn Jahren dem Hypnotismus*

und der Suggestion eigene Lehrkanzeln errichtet würden und die Erforschung dieser Erschei-
nungen den Anstoss zur Ausbildung eines neuen eigenen Heilverfahrens, der hypnotischen
Suggestiv-Therapie, geben würde.

Ein weiterer Förderer des Mesmerismus war auf seine Art der deutsche Schriftsteller und Arzt **Justinus Kerner** (1786-1862) der in mehreren seiner literarischen
Werke über Spuk, Geisterbotschaften, schwarze Magie, Magnetismus resp. magnetische Kreise, magnetischen Schlaf, Prophezeiungen (Offenbarungen) und auch
über das Hellsehen, die Besessenheit und den Exorzismus und auch übernatür-
lichen Phänomenen berichtete. Kerner beherbergte bei sich selbst eine sog. Seherin, die ihm zu Studienzwecken zur Verfügung stand. Insbesondere untersuchte er,
wie etwa Mineralien, Pflanzen und Tiere, sowie auch der Mond, die Sonne, die
Elektrizität oder auch nur Geräusche, beispielsweise auch die Musik auf diese sehr
empfindliche Frau wirkten.

Zudem offenbarte diese Seherin in ihren magnetischen Trancezuständen gewisse
Heilmittel, teils für sich selbst. Kerner veröffentlichte nach ihrem Ableben ein Buch
über sie: ‚Die Seherin von Prevorst, 1846'. Im Untertitel stand: ‚Eröffnungen über das innere
Leben des Menschen und über das Hereinragen einer Geisterwelt in die unsere'. In diesem Buch
veröffentlichte er nebst der Biografie auch ihre Offenbarungen und ihr niss. zur
physischen Aussenwelt, das innere Leben, über Krankheit und Heilsbestrebungen
des Inneren, über Heilsversuche an anderen, über die verschiedenen Grade des
magnetischen Zustandes (der Seherin), über den Sonnen- und Lebenskreis sowie
über viele von Kerner gemachten Beobachtungen und Experimente.

Kerner, der auch als einer der ersten über den sog. **Botulismus** forschte, malte in
seinem Senium zum reinen Zeitvertreib wilde Tintenkleckse auf Papier, die er dann
zu falten und zu vervollständigen pflegte. Seine Bilder zeigten Geister, den Tod
und den Hades, meinte Kerner. Sie wurden später im Buch: ‚Klecksographien, 1857' ver-
öffentlicht und wurden wiederum später für den teils umstrittenen Psychiater
Hermann Rorschach zur Quelle seines ebenso umstrittenen Rohrschach-Test.

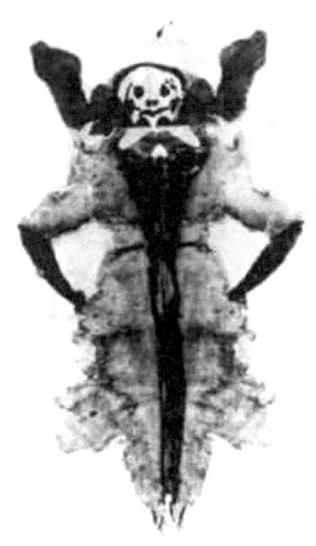

Todesboten

Die fliegende Todesbotin schau,
Ein schlimmes Gespenst wie die weisse Frau;
Wenn solche nachts flieget in ein Haus,
An das Fensterglas legt wie Glühwurms Schein
Den Kopf, dass er leuchtet in Zimmer hinein,
So trägt man da Eines bald tot hinaus.

Bild und Gedicht aus:
https://www.projekt-gutenberg.org/kernerj/kleckso/klecks04.html (S. 6)

Um Mesmer nun wirklich ausklingen zu lassen, seien noch zwei, drei Vermerke gestattet. Zum einen kann behauptet werden, dass der Mesmerismus ursächlich wohl in den Spiritismus des 19. und 20. Jahrhunderts führte. Auch Kerners Werk und Auffassung darf in die Nähe dieser geistigen Strömung gerückt werden.

Spiritistische Séancen wurden gerne auch in der sog. höheren Gesellschaft durchgeführt, wo sich das Tischerücken besonders beliebt war. Die im Mittelpunkt dieser Séancen operierenden Medien fielen regelmässig in eine Art von Trance.

Nebst dem Spiritismus, den wir hier nur kurz definitorisch darstellen, führte der Mesmerismus schlussendlich auch in die sog. Schule von Nancy, die wir hier ebenfalls nur kurz streifen.

Spiritismus: (lat. Spiritus ‚Geist') bezeichnet Formen der Beschwörung von Geistern oder spukenden Gespenstern, im Speziellen die Totenbeschworung mit Hilfe eines Mediums, welches eine sinnliche Wahrnehmung ermöglichen. Bei der Ausbreitung des Spiritismus in spiritistischen Zirkeln spielte der Mesmerismus eine bedeutende Rolle, weil seine Methoden zu ähnlichen Phänomenen wie bei den spiritistischen Seancen führen. Im deutschsprachigen Raum führte der Mesmerismus resp. Spiritismus zu naturwissenschaftlichen Untersuchungen.

Schule von Nancy:
Ein Landarzt (August A. Liébeault) und Professor Hypolyte Bernheim gründeten die Schule von Nancy, die sich recht früh der Hypnoseforschung widmete. Eine weitere Hypnoseschule war die von Paris rund um Jean-Martin Charcot (siehe dort). Beide Schulen waren miteinander in Verbindung.

Bernheim fand heraus, dass es die Suggestion war, die die mächtigste Wirkung bei der Hypnose aufwies. Gute Voraussetzungen boten also jene zu Hypnotisierenden, die einen hohen Grad von Suggestibilität vorwiesen, die nicht bei allen Menschen gleich hoch sei. Aber viele Menschen, so Bernheim resp. Liébeault, seien suggestibel. Einige jedoch liessen sich nur schlecht hypnotisieren, womöglich leisteten diese Menschen unbewusst Widerstand.

Uneinig waren sich die beiden Schulen über die Frage, ob der Hypnotismus mit der Hysterie in Verbindung gebracht werden dürfe. Die Schule von Nancy lehnte in dieser Frage die Ansicht der Schule von Paris, die sich auch die **Schule der Salpêtrière** (frühe Form einer psychiatrischen Klinik) nannte, entschieden ab. Mit dem Fokus der Arbeit der Schule der Salpêtrière würde der Fokus der Experimente einseitig auf die **Hysterie** gerichtet, während in der Schule von Nancy auch an Kindern und gesunden Erwachsenen, insbesondere aber auch an verschiedenen Krankheitsbildern geforscht würde.

Die Hysterie galt um die Jahrhundertwende, 19.te auf das 20.te in Europa als bedeutungsvoll für die Forschung an Geisteskrankheiten, auch wenn sie hier und dort umstritten blieb.

Die Verbalsuggestion galt als die wichtigste aller angewandten Suggestionen und führte den Hypnotisierten in verschiedene Stadien des Schlafes. Gemäss Liébeault würde man dem Probanden den Gedanken an seine Genesung gleichsam ‚einimpfen'. Um hier kurz einen Brückenschlag in die heutige Zeit zu machen, darf dieses Phänomen noch immer als gültig angesehen werden, wenn es darum geht, gewisse Überzeugungen oder die Wichtigkeit von Personen, dem Volke, welches z. B. über etwas abzustimmen hat, richtiggehend einzuimpfen. Die Möglichkeiten der Social Media sind hierin führend.

Man kannte damals mehrere Indikationen für die Hypnose(therapie):

- Funktionelle Nervenkrankheiten
- Funktionelle psychische Neurosen
- Stärkung des Willens resp. moralische Einflussnahme

So war es nicht verwunderlich, dass man anfänglich auch eine Hypnosetherapie durchführte mit dem Ziel, gewisse **Person auf moralischem Gebiet zu beeinflussen**. Als unmoralisch galten damals Menschen mit:

- Charakterschwäche (Liederlichkeit)
- Trunksucht (Alkoholismus mit seinen Folgen)
- Nikotinabusus
- Onanie (Selbstbefriedigung)

Im Grundsatz kann hier angefügt werden, dass die auf eine moralische Besserung abzielende hypnotische Behandlung nicht mehr nur über physikalischen Elemente (Fluidum, Weltseele, Elektrizität, Strahlung, Organismus, Körperlichkeit) erfolgte, wie noch im thierischen Magnetismus, sondern über geistig-psychische Wege.

Ein Schüler der Schule von Paris (Salpêtrière) war auch Siegmund Freud, der daraus aber auch aus der Schule von Nancy seine Psychoanalyse formte. Freud verbrachte rund vier Monate an der Salpêtrière. In ihr besuchte er Vorlesungen Charcots, die sich um dessen hysterienahen Theorien der Hypnose drehten.

Freud jedoch pflegte auch Kontakt zur Schule von Nancy und übersetzte ein Lehrbuch Bernheims über Hypnose. Seinen Besuch in Nancy und wohl auch die Übersetzung dieses Lehrbuches könnten ihn ursächlich zur Überzeugung geführt haben, dass Freud sich schliesslich doch eher der Schule von Nancy (Hypnosetheorie des Bernheim, Liébeault) anschloss und stärker mit deren Ideen sympathisierte.

Aber nach Misserfolgen innerhalb seiner Behandlungen, vermutlich wegen der bei etlichen Kranken vorhandenen eingeschränkten Hypnotisierbarkeit oder vielleicht auch wegen anderen Gründen, kehrte Freud der klassisch-suggestiven Hypnose doch noch den Rücken.

Abschliessend darf festgehalten werden, dass der Mesmerismus auch als eine Form einer psychischen Epidemie verstanden werden, wie auch die verschiedensten Ausprägungen des Spiritismus in der Lage waren, eine solche psychische Epidemie auszulösen.

Für die heutige Zeit könnte man getrost auch die Hysterie um die Pandemie des Covid-19 als eine Art von psychischer Epidemie bezeichnen.

Den Mesmerismus als psychische Pandemie zu bezeichnen, so dies auch abschätzig klingt, nimmt dieser Bewegung jedoch nichts von ihrer Wichtigkeit, wie man doch oben nachlesen kann. Immerhin führte sie in die wissenschaftliche Erforschung der Hypnose und über diese Anregungen dann schlussendlich in die verschiedenen Formen der Psychologie (Psychoanalyse Freuds).

Zu den verschiedenen psychischen Epidemien (die weltgeschichtlich immer wieder vorkamen, wie etwa der Mesmerismus) hinzufügen wäre, dass sie oft sog. zeitmodischen Regeln (Kultur) folgten und so, wie sie plötzlich auftauchten, bald wieder wie vom Erdboden verschwanden. Man kann diese Epidemien auch als Massensuggestionsphänomene bezeichnen, die durch eine Personen gefördert, plötzlich an Wichtigkeit erfuhren, aber alsbald auch wieder sang und klanglos wieder verschwanden.

Psychische Epidemien, die psychische Erscheinungen innerhalb einer Gesellschaft sind, teilen sich dieser mittels psychischer Induktion mit und können in eine beobachtbare Massenhysterie führen. Sie sind bekannt seit dem Altertum. Heute treten sie auch gerne in der Form einer Verschwörungstheorie (Covid-19) auf.

Es gibt Wissenschaftler, die gehen so weit zu sagen, dass alle grossen Religionen (Judentum, Christentum, Islam) als dauerhafte psychisch epidemische Bewegungen seien, deren Wurzeln in den metaphysischen und religiösen Bedürfnissen der Menschen liegen. Die gleichen Wissenschaftler behaupten auch, dass der Grad zwischen Religion und Wahnsinn sehr schmal sein könne.

Wirklich gibt es Sekten und kleinere religiöse Bewegungen, die vermutlich von psychisch Gestörten ins Leben gerufen wurden und sich in der Bevölkerung alsbald selbstständig verbreitet haben.

Einzelne psychische Pandemien chronologisch aufgelistet (nicht vollständig):

- Das epidemische Zungenreden der Apostelgeschichte$
- Der Kinderkreuzzug
- Die Besessenheitsepidemien des Mittelalters
- Die Geisslerepidemie
- Die von Italien ausgehende Tanzepidemie
- Die epidemischen Hexenverfolgungen (um 15 JH.)
- Hexenjagden im Wallis oder im graubündner Prättigau
- Die jüdisch-messianische Epidemie des Sabbatai Servi
- Die Lycanthropie (in Tiere verwandeln)
- Verschiedene Hexenpaniken, Hexenwellen (China, Afrika)
- Die Wutepidemie bei jungen tartarischen Mädchen
- Die Blutraserei und Mordwut während der französischen Rev.
- Der Mesmerismus
- Die Auswirkungen der Seherin von Prevost
- Die Revolutionere Massenexzesse um Richard Wagner
- Die verschiedenen Weltuntergangsepidemien
- Die epidemische Predigtsucht schwedischer Mädchen
- Die Epidemie um Christian Sciene (Krankheit als Sünde)
- Die Epidemie um die Neurasthenie
- Die Magnetepidemie um Hansen
- Die Hysterie um die Choreaerkrankung
- Die Tanzwut in Madagaskar
- Die Zitterepidemien in Stuttgarter u.a. Schulen
- Die Luftschiffhysterie (Bomben durch Luftschiffe)
- Die verschiedensten Kriegshysterien
- Die Epidemie um den Hellseher Hanussen
- Die Epidemie um den Hexenwahn in Westindien
- Die verschiedenen durch Sekten ausgelösten Epidemien
- Die politische Epidemie um den US-Senator McCarthy
- Die Auswirkungen der Gründung der Scientology
- Die Hexenpanik in Belgisch Kongo
- Die Beatles-Manie um die britische Kultband
- Die Lachepidemien in Tansania und Zentralafrika
- Die epidemischen Hexenverfolgungen in Tansania
- Die epidemische Massenbewegung der chin. Kulturrevolution
- Der Charles Manson-Kult
- Der Psychoboom der 1970er Jahre
- Die Hexenpanik in der Volksrepublik Benin
- Die Esoterikepidemie der heutigen Zeit
- Der Massensuizid der Sonnentempler

John Brown

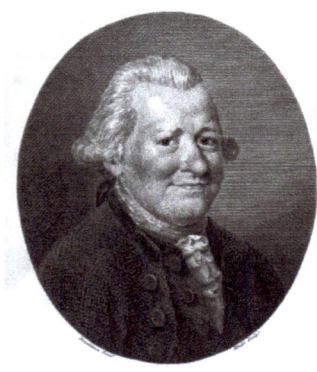

John Brown
Fotoherkunft: wikipedia

Theologe, Arzt und Neurophysiologe in Edinburgh
Schüler William Cullens

Begründer des Brownianismus, der verschiedene Lebens-
und Krankheitstheorien zu einem Gesamtkonzept verband,
resp. reduzierte und verallgemeinerte.

Geboren: ? 1735 oder 1736, Berwickshire, Schottland
Gestorben: 17. Oktober 1788, London

Aus: Wikipedia

John Brown wird heute als ein Mann mit der Neigung zum Alkoholismus und zur
Opiatabhängigkeit beschrieben, der als Schüler William Cullens dessen Erregbar-
keitskonzept (Irritabilität) ausbaute und in ein allgemeingültiges Lebens- und
Krankheitskonzept münden liess. Dieses allgemeingültige Lebens- und Krankheitskonzept nannte man den **Brownianismus.**

Der Brownianismus erinnert wiederum an die bereits dargestellten Prinzipien der
moralischen (psychischen) Behandlung des William Tuke, resp. an den durch Tuke
angestrebten Mittelweg zwischen der <u>Erregung von Leidenschaften und der
Mässigung durch die Vernunft</u>. Das Brownianismus-Konzept schwankt somit zwischen **Anregung** (etwa bei asthenischen Ursachen) und **Beruhigung** (bei sthenischen Krankheitsbildern).

Cullen, sein Mentor und Lehrer war ebenfalls erpicht darauf gewesen, alles medizinische Wissen zu ordnen und eben zu ‚Nosologisieren' und auch in ein Konzept
zu fassen, was sein Werk ‚*Synopsis Nosolicae Medicae*' als Vorläuferwerk unseres ICD zu
beweisen scheint. Erinnert sei auch daran, dass Cullen es war, der den Begriff der
Neurose eingeführt hatte.

So tat Brown es wohl Cullen nach, als er die zeitgenössischen neurophysiologischen Erkenntnisse auf die **nervöse Erregbarkeit** ‚reduzierte' und für die meisten
damals bekannten Krankheiten verallgemeinerte resp. auf sie übertrug und damit
den Brownianismus ins Leben rief. Diese Lehre der **nervösen Erregbarkeit** Browns
führte sich also zurück auf die Lehren Cullens von der **Nervenkraft**. Sein Förderer
und Mentor jedoch nahm ihm die Überspitzung seiner Lehre übel und brach mit
Brown.

Immerhin beschrieb Brown in seinem Werk die Begriffe **Sthenie und Asthenie** und daraus sollte später ein gewisser **George Miller Beard** den populären Begriff der **Neurasthenie** kreieren, der einen solchen Hype förderte, dass daraus – wie oben aufgeführt – die psychische **Epidemie der Neurasthenie** entstand.

Exkurs: Epidemie der Neurasthenie

Das Krankheitsbild der Neurasthenie entstand Ende des 19. Jahrhunderts, als den Berufstätigen schwerer Stress auf die Nerven drückte. Das medizinische Krankheitsbild der Neurasthenie wurde 1869 erstmals näher beschrieben durch den New Yorker Nervenarzt Gerge Miller Beard, der das Grundsymptom der Neurasthenie in der körperlichen und seelischen Erschöpfung betrachtete.

Smptome:
Man hatte Kopfschmerzen, war wetterfühlig, lärm- und lichtempfindlich und auch sensibel gegenüber anderen Menschen wie auch gegen sensorische und seelische Reize. Geklagt wurde über Herzklopfen, jagenden Puls, Schlaflosigkeit resp. Muskelzuckungen beim Einschlafen, Appetitmangel und Verdauungsstörungen, Schluckbeschwerden und über ein seltsames und störendes Zittern der Muskeln. Begleitet wurden diese Symptome oft von depressiven Zuständen und einer anhaltenen körperlichen und pschischen Übermüdung.

Bald erkannte Beard, dass dieses Krankheitsbild entstand wegen Überlastung bei der Arbeit und auch wegen der modernen, sich hastig und ruhelos entwickelnden Lebensführung innerhalb der sich kräftig entwickelnden, jungen amerikanischen Wirtschaftsnation.

Die Diagnose überzog Europa in Wellen, die erste um 1900-1920, die zweite um 1930-1950 je wie eine Epidemie, wobei sie in den Jahren vor 1914 zu einer der häufigsten Diagnosen überhaupt wurde.

Spötter nannten diese Diagnose: ‚Raste nie und haste nie, sonst haste die Neurasthenie'.

Die Zeiten modernisierten sich. Die Welt wurde elektrifiziert und drehte sich vermeintlich immer schneller. Man brachte die Neurasthenie auch mit der sich ausbreitenden pandemischen elektrischen Revolution in Verbindung, ähnlich etwa der heutigen Zeit, wo der ‚neurasthenische' Burnout in Verbindung gebracht wird mit der Reizüberflutung durch das Internet (Social Media), dem Aufbau des stark strahlenden elektronischen 5-G-Netzes und beispielsweise auch mit der ständigen Erreichbarkeit durch das Mobiltelefon.

Definition der Neurasthenie:
‚Durch Überarbeitung oder andere äussere Einflüsse (Infektion, Intoxikation etc.) bedingte Schwäche oder Erschöpfung der Funktion des an sich gesunden Nervensystems.'

Definition aus:
Psychiatrie, Duale Reihe, Hippokrates Verlag Stuttgart
Definition H-J. Möller, G. Laux und A. Deister

Zurück zum Brownianismus:

Er war eine medizinische Reformbewegung, beinahe könnte man sagen ein medizinischer Paradigmawechsel, ein neurophysiologisches Körper- und Krankheitskonzept. Von England ausgehend wurde er bald auch in Mitteleuropa populär. Vereinfacht gesagt, ging man von einem mittleren Erregungszustand aus, der als gesund galt. Jede Abweichung von dieser mittleren Gesundheit wurde als Krankheit angesehen, jede Krankheit also als Abweichung von der mittleren Gesundheit verstanden.

Es ging bei Brown entweder um eine Reizüberflutung oder um einen Reizmangel. Die folgerichtige Therapie daraus: Sedierung oder Stimulierung. Ziel war Harmonisierung von krankmachenden Dysbalancen.

Die Seele, der Körper, die Nervlichkeit des Menschen zeichnete sich durch eine sog. **Erregbarkeit** aus (engl. Excitability, Aufregbarkeit, Reizbarkeit), eine Irritabilität also. Diese Erregbarkeit ist die angeborene Fähigkeit des Lebenden (Mensch und Tier), durch Reize (nervlich) erregt oder übererregt zu werden.

Sowohl bei einer über- wie auch untermässigen nervlichen Erregbarkeit kann der Mensch krank werden. (Sthenie als Übererregbarkeit, aber auch als Vollkraft oder Kraftfülle, Asthenie als Untererregbarkeit, Kraftlosigkeit). Er weicht damit von einer gesunden mittleren Norm der nervösen Erregung ab. Der Reiz wurde im Brownianismus verstanden als lebensförderndes Agens.

Die Seele und der Körper wurde also im Brownianismus durch die Nerven miteinander verbunden. Damit erhielt die Seele durch dieses Konzept eine Aufwertung gegenüber dem Körper. Der Mensch wurde nun psychologisiert.

Die **Asthenie** ist also gleichbedeutend einer Unfähigkeit, Kraftlosigkeit und raschen Ermüdbarkeit, z. B. nach oder während einer körperlichen oder geistigen Anstrengung. Sie ist auch ein Reizmangel, eine Verminderung der Reize, eine Untererregung. Reizzufuhr als Therapie. Typisches Krankheitsbild hierfür ist die Melancholie und die Hypochondrie.

Eine **Sthenie** ist zwar eine bessere Leistungsbereitschaft, kann aber als maligner Zustand in eine Manie führen, in eine Übererregbarkeit. Diese kann zum Tod führen, was jedoch auch bei einer Asthenie der Fall sein kann. Übererregung. Reizminderung als Therapie. Typisches Krankheitsbild hierfür ist die Manie resp. die Tobsucht.

Die brownianische Therapie ergibt sich somit aus ihrer Theorie und besteht in der Anwendung des dem Zustandsbild entgegenwirkenden Mittels, also entweder als zusätzlicher Reiz oder als Mässigung oder Unterdrückung des Reizes. So wurden die ‚asthenischen' Krankheiten gerne mit anregenden Mitteln behandelt, die ‚sthenischen' hingegen mit Beruhigungsmitteln. Im Prinzip funktioniert die therapeutische Anwendung in der Psychiatrie noch heute in ähnlicher Weise. Der erregte Patient, der manische, unruhige, freche und herausfordernde, unflätige, provokative, wird sediert. Der depressive Mensch wird gerne mittels modernen Antidepressiva angeregt und aus seiner ‚Verpanzerung' geholt.

Stark erregende Reize nach John Brown waren: Fleisch, Alkohol, Opiate, Affekte, Moschus und Kampfer.

Beruhigende Reize nach John Brown waren: vegetarische Kost, körperliche Ruhe, Beruhigungsmittel, Aderlass, Abführmittel, Brechmittel.

Der Einfluss des Brownianismus reichte mindestens bis in die erste Psychiatrie hinein. Dazu müssen wir jedoch noch etwa einen einhundertjährigen Bogen schlagen und kurz ins nächste Jahrhundert vorgreifen. Innerhalb der ab ca. 1840 erbauten, modernen Irrenanstalten war das oberste medizinische Therapieprinzip bei der Behandlung der Irren nämlich eben dieser Brownianismus. Er war zu jener Zeit das populärste Heilsystem (der Neuzeit), welches praktische alle Medizinbereiche und insbesondere auch die sich in Entstehung begreifende Psychiatrie eroberte und beeinflusste. Sowohl in Europa als auch in Nordamerika.

Die damaligen Irrenärzte leiteten praktisch alle Krankheiten, auch die psychischen, aus dem Missverhältnis von Reizstärke und Erregbarkeit des Organismus ab und teilten sie ein in die Kontrahenten/Antagonisten: Sthenie und Asthenie.

Was diese medizinische Weltsicht für die Irren und bald für die Therapien in den neu erbauten Irrenanstalten (ab ca. 1800) bedeutete, wird schnell klar: Reizentzug bei Sthenikern (Manie), Reizzufuhr bei Asthenikern (Melancholie). Der verirrte Geisteskranke sollte durch den gegenläufigen Reiz aus der Umwelt wieder ins Gleichgewicht gelangen. Der Brownianismus war nun der legitime Raster für alle möglichen psychiatrischen Krankheitsbilder und Behandlungsformen, sozusagen auch die ideologische Klammer zwischen den moralischen und physische Kurvorstellungen der damaligen und auch der folgenden Zeit.

Wer erregt war (etwa ein manisch veranlagter, aggressiver Irrenhausinsasse) wurde also sediert. Wer an einer schweren Form von Depression und Lethargie litt, musste gemäss dem Brownianismus stimuliert werden. Die Vorstellung war immer ein Harmonisieren in die entgegengesetzte Richtung.

In diesen ersten Irrenhäusern kam zur Beruhigung (Tranquilizer) erregter Patienten der Gyrator, die Cox-Schaukel oder den Darwin'schen Stuhl, aber auch das Drehbett des Horn an. Nicht zu vergessen wären auch die Zwangsjacke sowie die beruhigenden kalten wie warmen Wasserbäder (Hydrotherapie).

Diffizil wurde der Brownianismus dann, wenn man etwa eine Ruhr, die um die Jahrhundertwende, also um 1900, oft vorkam, mit Hilfe der romantischen Medizin eben dieses Brownianismus, resp. via der Brownschen Erregungstheorie durch Zuhilfenahme einer (zu) hohen Dosis Opium behandelte und der Patient daran starb. Dies musste unweigerlich zum unmittelbaren Vorwurf der Scharlatanerie führen, das würde es auch heute.

Auch ein Schriftsteller namens Robert Musil ging 1913 zu einem Nervenarzt, beschrieb gegenüber diesem Symptome wie Herzklopfen, jagender Puls, Zuckungen beim Einschlafen, Verdauungsstörungen, zeigte dem Doktor wohl auch ein ausgeprägtes depressives Zustandsbild und klagte über eine lästige, sowohl körperliche als auch psychische Übermüdung. Zu dieser Zeit war Musil Bibliothekar an der Technischen Hochschule Wien und ging sicherlich einer zwar eintönigen aber Kräfte fordernden Arbeit nach. Diagnose: Neurasthenie.

Zu einer epidemischen Neurasthenie kam es dann auch um den zweiten Weltkrieg, als besonders die Soldaten daran erkrankten. Die Symptome kreisten um allgemeine Symptome, aber vor allem auch um ,meningeale'. Also um Symptome, die die Hirnhäute betrafen. Eine weitere Symptomgruppe kreise um die Muskelfunktionen, die bei den Soldaten zu versagen schienen und wirklich versagten: sie litten an Muskelschwächen, Beinschmerzen, Überempfindlichkeiten der Muskulatur. Wie will man damit in einen Krieg ziehen?

Die Soldaten litten auch sehr unter Schweissausbrüchen oder anderen Symptomen des vegetativen Nervensystems, zeigten Angstzustände, Nervosität und langdauernde Müdigkeit. (Hier interessant: der **Shell-Shock** im I. Weltkrieg)

Die Feld-Ärzte stellten diesen Soldaten dann auch prompt folgende ,blühende' Diagnosen aus: Poliomyelitis, abortive Poliomyelitis, Encephalomyelitis myalgica epidemica oder auf englisch: early outbreaks of ,epidemic neuromyasthenia'.

Ausblick Band 6

Ab etwa der vorletzten Jahrhundertwende (1800) erwachte die Psychiatrie als eigenständige medizinischen Disziplin. Man unterschied zwischen einer Verwahrpsychiatrie und einer Universitätspsychiatrie.

Markante Persönlichkeiten führten die Psychiatrie in die richtigen Bahnen. Die Franzosen hatten darin die Nase vorn mit ihren berühmten ‚Kettenbefreiern' Pinel und Esquirol. Dicht auf den Fersen standen ihnen aber der Italiener Chiarugi und der Deutsche Reil.

Weitere Pioniere: Rush, Authenriet, Haslam und Langermann.

Die Zeit der Planung und die Erstellung von psychiatrischen Monumentalbauten folgte. Die Folter und die In-Ketten-Legung wurde ‚ersetzt' durch die Zeit der Zwangsbehandlungen mittels Zwangsjacken, Fixierungen, Isolierungen und Deckelbädern.

Literatur und Quellen

Literatur und Quellen sind im Text erwähnt